Les PARENTS IMPARFAITS

VOTRE GROSSESSE

Candice Kornberg Anzel • Camille Skrzynski

MARABOUT

À mes enfants, en souvenir de vous avoir portés
dans l'amour, la joie et les vergetures !
Camille Skrzynski

À Adam, Sacha, Damien, mes piliers.
Candice Kornberg Anzel

SOMMAIRE

Quel type de femme êtes-vous ?

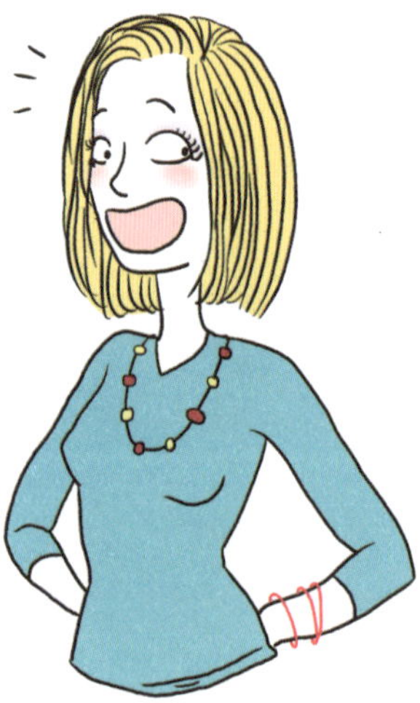

❑ Je voudrais un enfant

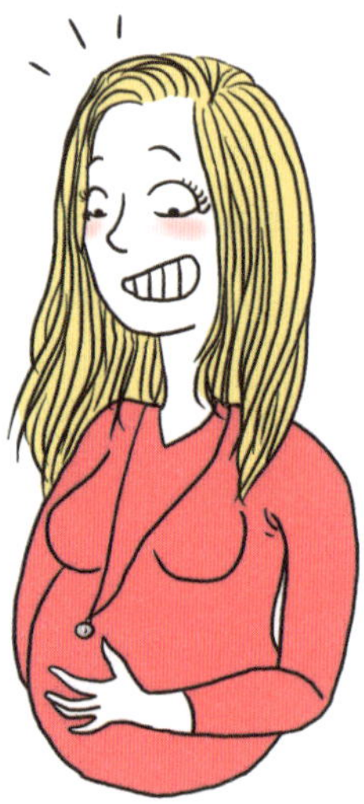

❑ J'attends un enfant

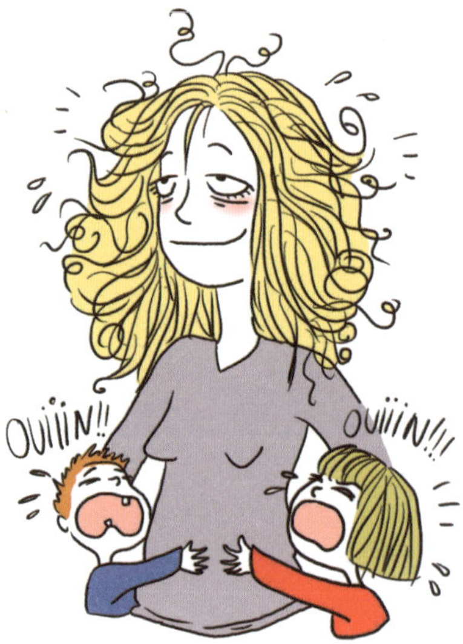

❑ J'ai un ou plusieurs enfants

Si vous avez coché l'un des deux premiers cas, *accrochez-vous et poursuivez votre lecture.*
Si vous avez coché le troisième cas, *souriez à chaque réminiscence que vous procurera ce livre. Cependant, nous vous conseillons d'acheter directement le tome 2 :* Votre bébé de 0 à 3 ans *!*

INTRODUCTION

Nous avons imaginé cet ouvrage
comme une alternative aux simples guides
de grossesse qui foisonnent de conseils médicaux
et techniques. Notre objectif premier est de
vous aider à vivre plus « légèrement » votre grossesse,
histoire d'équilibrer avec les kilos
qu'indéniablement vous allez prendre.
Dans la jungle néo-natale nous ne sommes
pas tous logés à la même enseigne.
Mais une chose nous rapproche tous cependant :
les moments de grand bonheur et les moments
de grosse galères de la grossesse.
Pour chacun d'entre vous qui tenez ce livre
entre les mains, il y aura des hauts,
des bas, des angoisses, des plaisirs
et des doutes, des évidences.
Comment nous le savons ? Facile !
Nous sommes passées par là et nous avons
décortiqué à la loupe tous ces petits moments de solitude,
ces grands instants d'exaltation, ces situations
à mourir de rire ou même à mourir... tout court.
Alors embarquez avec nous.

**Ici, nous sommes tous sur le même bateau
(sauf que certains auront davantage le mal de mer) !**

CHAPITRE 1

LA PRÉGROSSESSE

Quand on pense encore qu'être parent, c'est que du bonheur !

Il faut se rendre à l'évidence, il est tout à fait probable
que certaines personnes soi-disant bien intentionnées cherchent
à vous faire peur ; vous dégoûter ; vous saper le moral ; vous prévenir ;
vous éviter de faire une connerie lorsqu'elles
vous parleront de ce qui vous attend si vous faites un enfant.
Fermez les écoutilles et n'entrez pas dans le débat.
Rassurez-vous, il y a autant de grossesses
que de bébés et de parents, et ces généralités
que vous entendrez forcément ne doivent pas vous effrayer...
car la réalité sera sans doute bien pire !

10 CONSEILS

avant de dire adieu à votre vie pépère

1 — Profitez de votre temps libre...
Après, vous n'aurez même plus le temps de vous laver les cheveux.

2 — Profitez de dormir le matin...
Après, vous ne dormirez plus que 3 heures par nuit.

3 — Profitez des siestes crapuleuses...
Après, vous ne rêverez plus que de véritables siestes.

4 — Profitez d'avoir un vrai salon...
Après, vous vivrez dans une crèche.

5 — Profitez du calme qui règne chez vous...
Après, vous vivrez dans un zoo.

6 — Profitez de vos soirées en amoureux...
Après, vous aurez un moustique qui vous pourchassera... même dans les toilettes.

7 — Profitez de vos soirées entre amis pour boire un mojito...
Après, vous devrez en boire au moins trois pour oublier à quel point votre vie a changé.

8 — Profitez pour bourlinguer à travers le monde sac au dos...
C'est le moment d'aller faire un trek en Inde ou du canyoning dans les gorges de l'Ardèche... Après, vous aurez tout le temps de poser vos fesses au bord de la piscine et ce, pour les huit prochaines années.

9 — Profitez du soleil...
Après, vous resterez sous le parasol à faire des châteaux de sable.

10 — Profitez de votre corps de jeune femme...
Après, vous aurez un corps de maman avec des vergetures sur le ventre en guise de stigmates.

RIP

TON COUPÉ SPORT

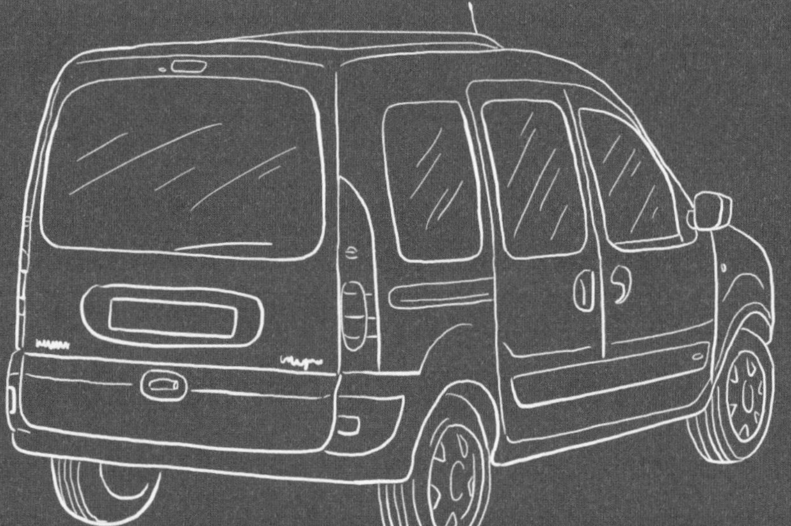

— 20 RAISONS —
(plus ou moins bonnes) de faire un enfant

1 — Pour manger sucré et gras

Pendant neuf mois vous n'aurez pas besoin de vous priver, prétendument pour la bonne cause.

2 — Pour avoir un « aspirateur sur pattes »...

À partir de 2 ans, votre enfant mangera toutes les miettes de pain tombées par terre, et à 4 ans, il fera des ateliers « ramassage de coquillettes », et en plus, vous n'aurez pas besoin de le payer pour ça !

3 — Pour avoir cette coupe de cheveux pourrie

« C'est chouchou, il a voulu apprendre à faire des nattes ce matin... Voilà le résultat, on dirait que j'ai mis ma tête dans une essoreuse à salade, je sais... »

4 — Pour ne pas aller bosser

Et rester au lit toute la journée : « Bonjour monsieur Bernard, c'est à cause de mon fils ! Il a eu 40 de fièvre cette nuit et j'ai rendez-vous chez le pédiatre à 11 heures. Je vais donc devoir le garder au chaud aujourd'hui... »

5 — Pour vous barrer à 14 heures le premier jour des soldes

Et faire les meilleures affaires pour Pitchounou en disant à votre boss : « Désolée, faut que je file, la crèche vient d'appeler et mon fils a vomi et repeint les murs, je dois aller le chercher aussi vite que possible » (surtout, n'oubliez pas de ne pas porter vos nouvelles chaussures le lendemain, mais la semaine suivante, ce serait malvenu).

6 — Pour donner des ordres à quelqu'un

Voilà comment vous venger de votre boss qui vous refuse une stagiaire depuis trois ans.

7 — Pour avoir de nouveau des réducs en tout genre

Carte Famille nombreuse, invitations, déduction d'impôts, allocs, Happy Meal®, cinéma...

8 — Pour jouer à la poupée

Vous pourrez habiller votre fille comme une petite princesse et votre petit garçon en mec trop stylé. Vu que Papa ne veut porter que des joggings le week-end, il y aura au moins quelqu'un de bien sapé à la maison !

9 Pour avoir des câlins, des bisous-esquimaux

Mais aussi des bisous-papillons, des « je t'aime maman », des « papa, t'es le plus beau du monde », et en plus, ça sera sincère. Enfin, parfois, il faudra peut-être ajouter un bonbon ou deux.

10 Pour comprendre enfin les maths

Savoir pourquoi, dans un triangle rectangle, la longueur de l'hypoténuse est égale à la racine carrée de la somme des carrés des deux autres côtés en vous replongeant dans les bouquins de maths de CM2.

11 Pour être crédible devant votre banquier

En bon parent que vous êtes, pour décrocher un prêt à la consommation. Et ça ira encore plus vite si vous emmenez votre petit au rendez-vous.

12 Pour avoir une bonne excuse pour traîner en pyjama le soir

Et aussi ne pas préparer le dîner : « Ça a été la troisième guerre mondiale ici, ce soir, chéri ! Je t'en prie, prends le relais et fais-nous un bon petit plat. Des pâtes ? OK, ça marche ! »

13 Pour avoir le droit de mater tous les Disney

Et de chanter la B.O. de *La Reine des neiges* à tue-tête sans avoir l'air ridicule.

14 **Pour faire des chorégraphies débiles** sur René la Taupe.

15 Pour vider vos tripes dans Space Mountain

Et demander un autographe à Tic et Tac. En prime, vous pourrez faire une photo avec Mickey sans passer pour une personne complètement zinzin.

16 **Pour avoir des héritiers** qui paieront votre retraite.

17 Pour justifier le fait d'avoir acheté une télé 3D à 2500 euros

« Bah, c'est pour les mômes ! Franchement, Spiderman en 3D, ça n'a rien à voir, non... ? »

18 Pour redécouvrir les joies du goûter à 16 heures

À vous les Mikado®, les Petit Écolier®, les Prince®, les Z'Animo® et les Kinder® Surprise !

19 Pour avoir l'air moins bête

Pendant les fêtes de Noël. Avec votre chapeau rouge à grelots et votre concours de grimaces.

20 Pour vous taper des barres de rire

Rassurez-vous, les gamelles de vos enfants ne manqueront pas.

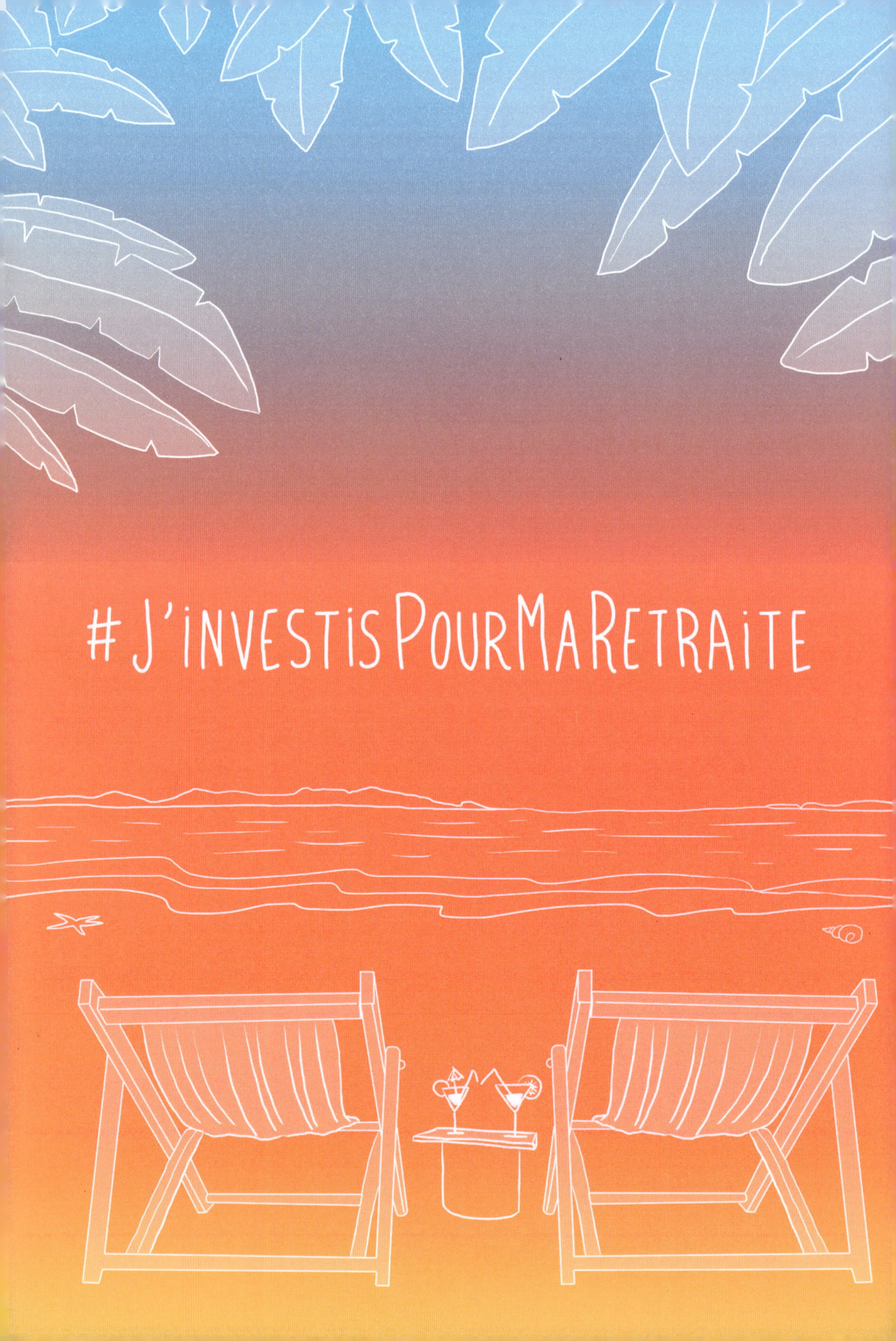
#J'investisPourMaRetraite

10 SIGNES
qui prouvent que vous faites tout pour tomber enceinte

Certains couples sont zen et laissent la nature faire les choses pour avoir un bébé. D'autres sont davantage dans le contrôle et souhaitent mettre toutes les chances de leur côté. Au début — nous sommes tous pareils —, nous ne nous « prenons pas la tête ». Et puis, parfois, lorsque l'annonce de l'heureux événement se fait attendre, que les mois s'enchaînent sans une bonne nouvelle, nous commençons à nous inquiéter, à « étudier » plus en profondeur ce que nous pourrions faire pour aider un peu Dame Nature. Certaines d'entre nous appelleront Tata Lucette pour avoir des recettes de grand-mère ou prendront leur mal en patience, d'autres deviendront totalement obsessionnelles et passeront un CAP future maman. Si vous êtes dans ce cas, voici certainement ce que vous faites pour tomber enceinte...

1 Vous regardez votre courbe de température tous les matins

Vous notez les degrés dans un carnet secret ou sur votre smartphone. Et les plus geeks d'entre vous utilisent une application pour ça : « Calendrier menstruel », où vous pouvez noter la courbe de température, ce qui vous donne des informations sur la durée et la régularité du cycle, ainsi qu'une estimation de la présence et de la date d'ovulation. Une courbe de température peut être utile pour connaître la bonne date pour concevoir le futur bébé. La période de fécondité commence 4 jours avant la date de l'ovulation et se termine 24 heures plus tard. Évidemment, en bonne élève que vous êtes, vous ne vous levez jamais avant d'avoir pris votre température : le moindre pied par terre pourrait la modifier de 0,1 °C et foutrait toute votre théorie en l'air !

2 Vous vous inscrivez dans le groupe des Févriettes 2016

Inscrite sur le forum « Désir d'enfant » sous le pseudo « JeveuxunBB », vous peinez à comprendre ce que les autres Févriettes racontent. Un dico des abréviations décryptées pourrait vous aider. Ça tombe bien, vous en trouverez un page 40 !

3 Vous faites des tests d'ovulation en pagaille

Pour être sûre de ne rien louper, vous faites un test pipi tous les jours. Si vous

En ce moment, ~~je~~ on essaie de tomber enceinte

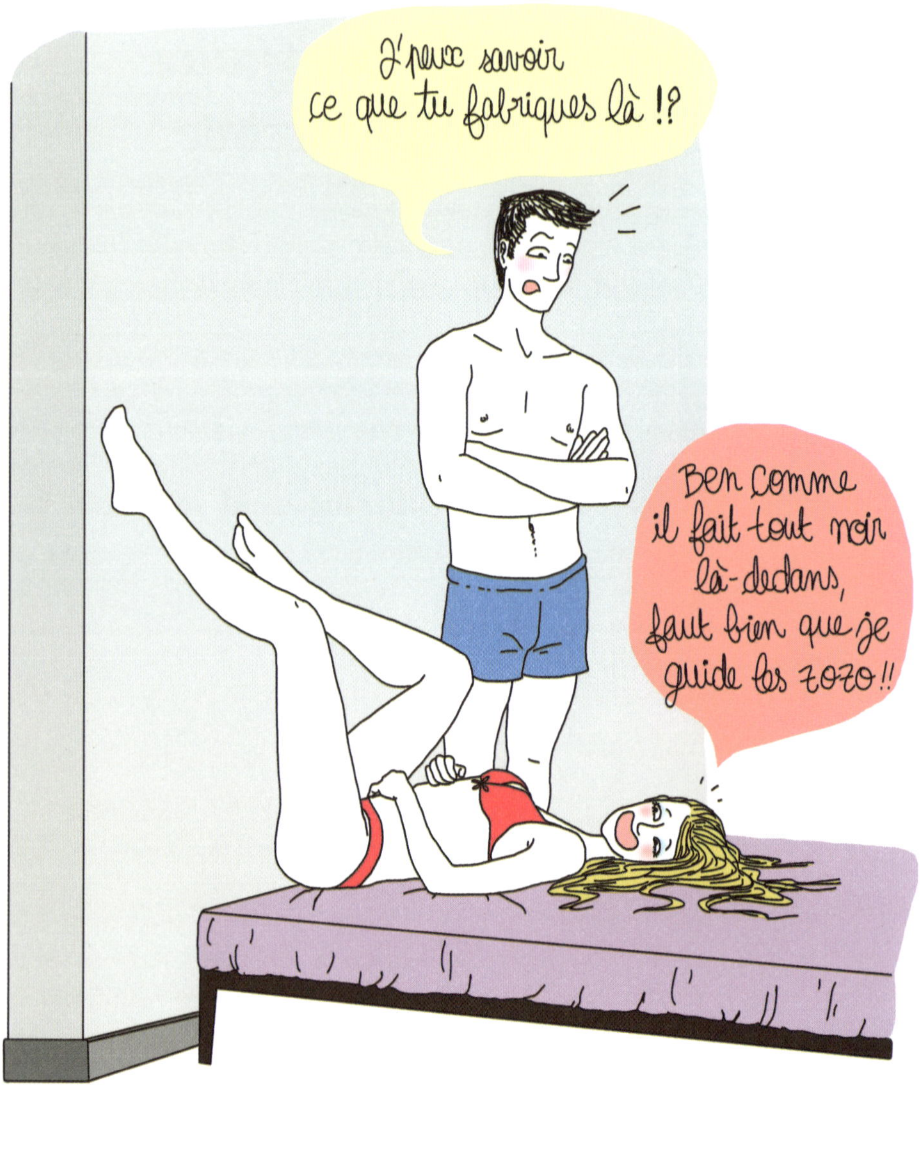
J'peux savoir ce que tu fabriques là !?
Ben comme il fait tout noir là-dedans, faut bien que je guide les zozo !!

en êtes là, c'est sans doute que vous avez été assez tarée pour acheter des tests de grossesse par centaines sur Internet...

4 Vous analysez votre glaire cervicale

Voici le moment le plus glamour du livre (après le passage sur le bouchon muqueux). Vous avez tapé « reconnaître la période d'ovulation » sur Google, qui vous dit d'observer « les signes », vous allez donc vous renseigner sur les forums (et dans votre culotte) « Comment reconnaître la glaire cervicale ». Vous êtes une bonne élève, non ?

5 Après les travaux pratiques, vous faites le truc le plus classe qui soit devant votre homme...

Vous levez les jambes en l'air pour guider les spermatozoïdes. Oui, apparemment, ce serait une technique qui favoriserait le trajet du winner. Bon, quand on sait que ça dure entre 15 et 45 minutes, il vaut mieux s'appuyer contre un mur ! Évidemment, vous n'êtes pas inconsciente, et lors d'une pause pipi, vous veillez bien à contracter votre périnée (pour le premier, vous pouvez encore...) afin de ne pas perdre malencontreusement la moindre goutte d'élixir d'amour.

6 TP, TP, TP !

Vous appliquez le slogan « Travailler plus pour gagner plus ! ».

7 Vous faites un test de grossesse bien avant la date présumée

Au bout de 6 jours, vous « sentez » que vous êtes enceinte, et au bout de 9 jours, vous vérifiez avec une prise de sang. Normalement, c'est à partir du premier jour de retard des règles...

8 Vous êtes à l'écoute de votre corps

Vous palpez vos seins pour voir s'ils sont douloureux, vous les soupesez pour savoir s'ils n'ont pas grossi, vous ressentez déjà des envies, des nausées... Bref, au bout de 4 jours, vous présentez tous les signes de la femme enceinte.

9 Vous interrogez votre ordinateur tous les jours

« Signe fécondation », « premiers signes de grossesse », « savoir si on est enceinte », « fausses règles »... Vous passez au moins une heure par jour à osciller d'une certitude à une autre, à vous rendre malade, à vous rassurer, à déprimer, à espérer...

10 Vous passez d'un état à un autre en moins de 2 secondes

Vous êtes impatiente, vous vous projetez, vous caressez votre ventre, vous vous contemplez dans le miroir avec un coussin sous le tee-shirt, vous regardez les chambres d'enfant sur Internet, vous calculez la date probable de l'accouchement en espérant que ça tombe pendant les vacances scolaires... et puis, la plupart du temps, vous attendez jusqu'à avoir ces p*tains de règles, qui vous invitent à recommencer un nouveau cycle de doutes, de questions, d'inquiétudes et d'espoir.

Le SMS de l'ovulation

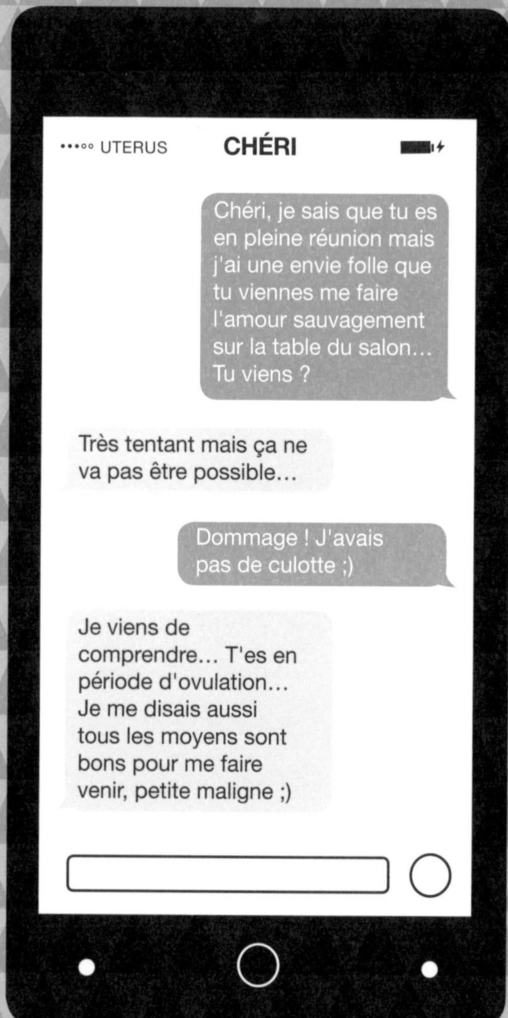

Aide Zozo

à retrouver son chemin

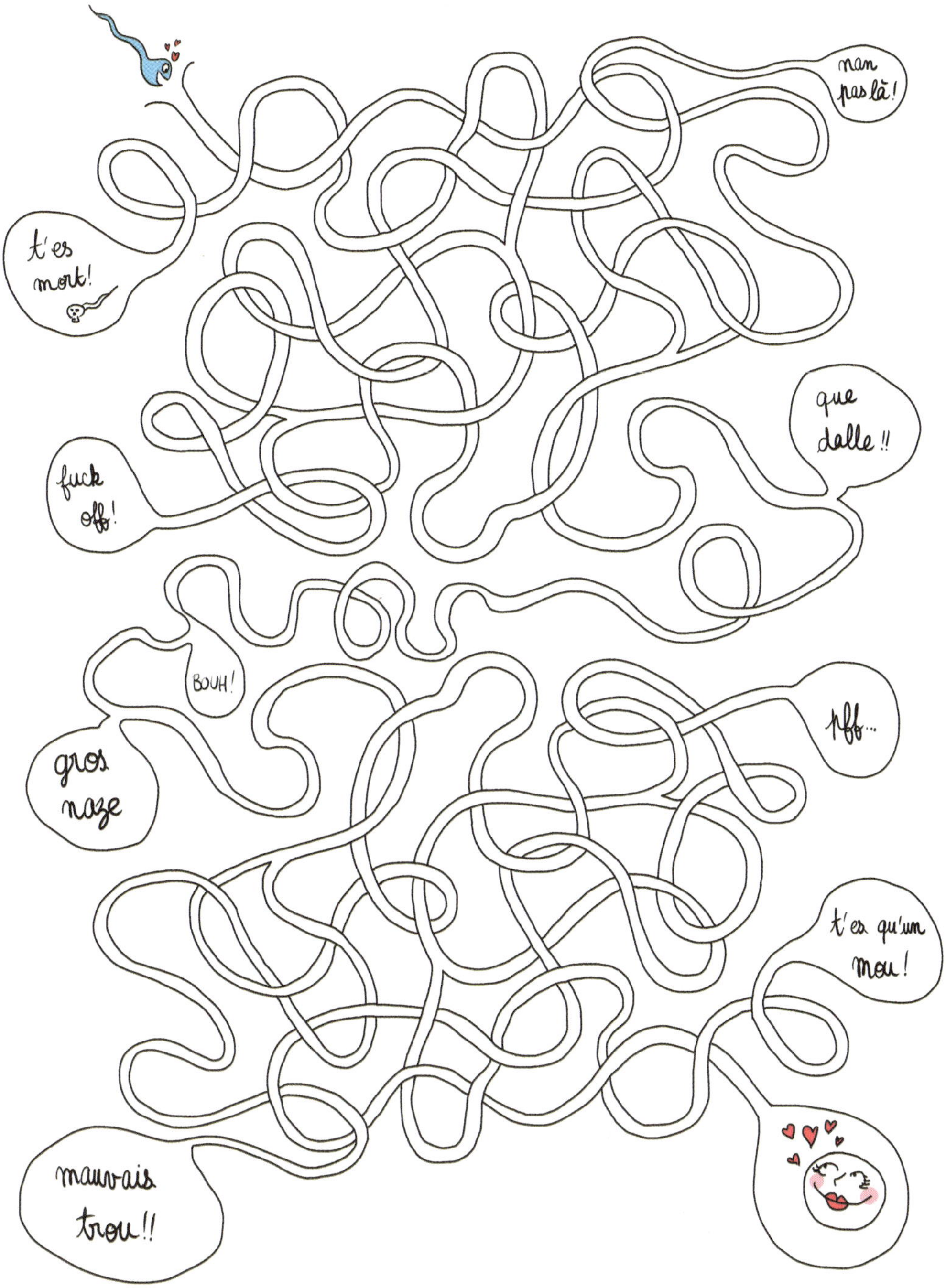

10 CONSEILS

de Tata Lucette pour tomber enceinte

Quand le désir d'enfant se fait présent, nous sommes prêts à tout pour que la magie opère. Tout... Même suivre les conseils de cette bonne Tata, qui s'empresse de nous prodiguer ses meilleures astuces pour booster la fertilité. Inutile de vous dire qu'à titre personnel, nous n'avons pas tout suivi à la lettre.

1 Allez, en bonne position

— S'il n'existe pas de position spécifique pour tomber enceinte, privilégiez les positions où l'éjaculation aura lieu le plus près possible du col de l'utérus en jouant avec la gravité. Le missionnaire, la cuillère ou encore la levrette sont les positions les plus conseillées. En revanche, la position d'Andromaque ou le face-à-face sont à proscrire si vous ne voulez pas que les spermatozoïdes se fassent la malle...

2 Hop, hop, hop ! On fait la chandelle !

— Juste après l'amour, n'oubliez pas de garder les jambes en l'air quelques instants. Pour plus de confort, placez un coussin sous vos fesses et appuyez vos jambes contre un mur. Les petits zozos doivent traverser le vagin, le col et l'utérus avant de gagner les trompes, où ils pourront atteindre l'ovule. La distance représente 15 à 18 centimètres, l'équivalent pour l'homme de 100 longueurs d'une piscine olympique. Les plus rapides atteindront l'ovule en 15 minutes, les plus lents en 12 heures. On ne va peut-être pas non plus rester les jambes en l'air toute la journée ? Si ?

3 Faites le plein de vitamine D

— Prenez un bain de soleil tous les jours (bon, quand on vit en France, c'est mal barré...). Il semblerait que la vitamine D facilite l'implantation de l'embryon.

4 Ayez la tête dans la lune

— Faites l'amour les soirs de pleine lune pour augmenter vos chances de tomber enceinte (pendant votre période d'ovulation évidemment). Il paraîtrait que dormir les volets ouverts pour être en communion avec Dame Nature aiderait également.

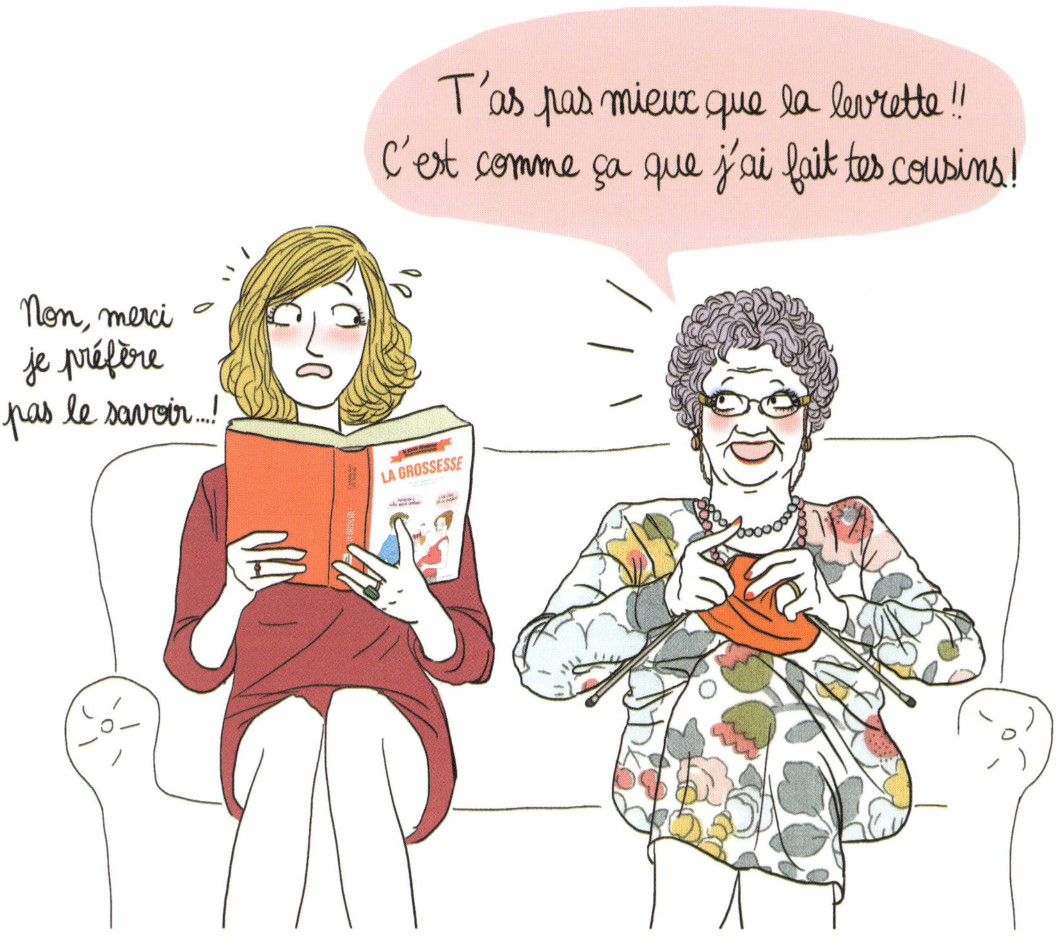

T'as pas mieux que la levrette !! C'est comme ça que j'ai fait tes cousins !
Non, merci je préfère pas le savoir...!
LA GROSSESSE

5 — Vous prendrez bien une p'tite coupe ?

Le champagne serait réputé pour favoriser la fécondation. Ça tombe bien, nous ne sommes jamais contre une petite coupe avant/pendant/après l'amour ! Le vin blanc rendrait quant à lui les spermatozoïdes plus vigoureux. Donc, vous l'avez compris, un dîner au vin blanc pour monsieur, et pour madame, une coupette de rosé !

6 — Mangez des légumes-racines

« Mangez des légumes-racines et la petite graine prendra racine », dit Tata Lucette. À vous les navets, panais, patates douces, betteraves, carottes et autres végétaux sortis de la terre !

7 — Visualisez votre winner !

Pendant que vous faites l'amour, pensez très fort à ce que vous faites et essayez de visualiser les spermatozoïdes remontant vers le col de l'utérus. Encouragez mentalement vos joueurs préférés, comme votre homme lorsqu'il regarde la Coupe du monde (« Go, go, go ! Allez, les gars, on progresse sur le terrain, on y va, et c'est le buuuuuuuuut ! »). En somme, appliquez le principe d'autopersuasion. Pour cela, répétez trois fois « Et 1, et 2, et 3 zéro... » et « Allez, allez, allez, allez... allez, les gars, allez, les gars ! » Enfin, si vous voulez des triplés évidemment !

8 — Les bienfaits sont dans la nature

À consommer sans modération, mais à tester avec recul et dérision, l'ail, les asperges, le fenouil, ainsi que les infusions de lavande, de cerisier, de camomille, de sauge et de ginseng, qui stimuleraient les organes reproducteurs. Quant à votre homme, apprenez-lui que les vitamines présentes dans la pomme peuvent faire des miracles. « Mangez des pommes ! »

9 — Laissez respirer les coucougnettes, portez des caleçons !

Au-delà de l'argument esthétique (les slips, c'est moche), il semblerait que la chaleur provoque une accélération moléculaire qui ne plaise pas aux spermatozoïdes. « Donc, chéri, tes slips vont rejoindre ton bonnet de bain, et ce sera pour la piscine uniquement ! »

10 — Buvez de l'eau de Vichy

Combien de fois votre grand-mère vous l'a-t-elle dit ? L'eau de Vichy, c'est bon pour la santé ! Aux propriétés alcalinisantes, l'eau de Vichy contribue à la bonne qualité de la glaire et à l'équilibre de la flore vaginale.

Êtes-vous prêts
à devenir parents ?

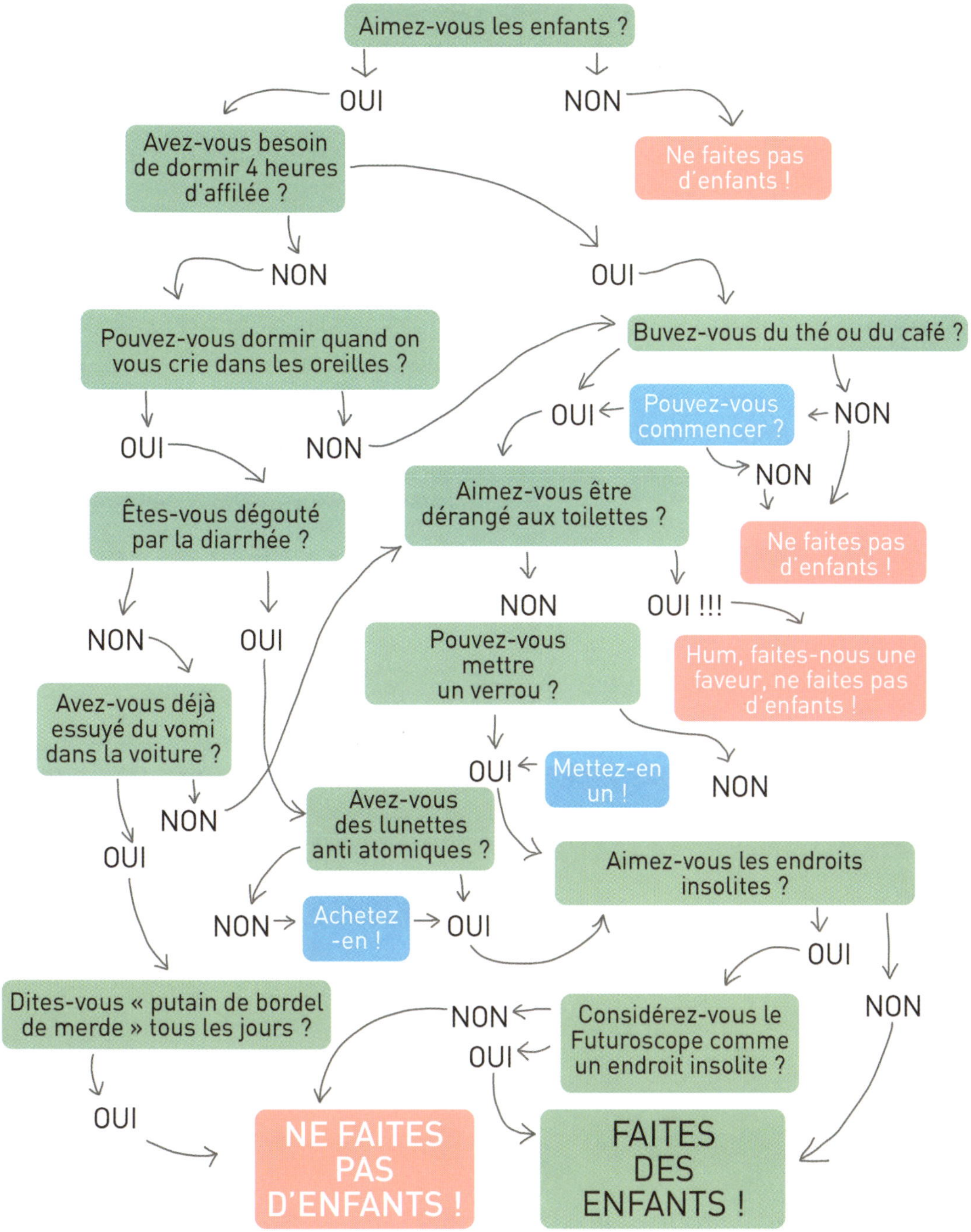

10 BONNES RÉSOLUTIONS

... que vous ne tiendrez malheureusement jamais !

Nous sommes tous les mêmes avant d'être parents : nous sommes dégoulinants de bonnes intentions. Et puis, avec l'arrivée d'un enfant, nous voyons tous nos beaux principes foutre le camp. Ils se font la malle en même temps que nos 8 heures de sommeil, sur lesquelles on peut s'asseoir joyeusement. C'est la vie ! Il faut donc dès le départ mettre la barre des bonnes résolutions très haut, puisque nous serons forcés de revoir nos exigences à la baisse.

1 — Moi parent, je ne crierai jamais sur mes enfants. Je me ferai respecter sans avoir à hausser le ton. Je serai juste dans les punitions que j'inflige, ni trop leste, ni trop strict.

Mais en vrai, je hurlerai plus fort qu'eux, parce que lorsque je rentrerai du boulot et que Pioupiou jouera à faire des bulles avec son verre d'eau et qu'il le renversera partout, ça me rendra dingue. Mais en vrai, je céderai parfois devant leur moue de poisson pané et leurs yeux de chat botté, et je lèverai la punition plus tôt que prévu.

2 — Moi parent, je ferai de bons petits plats à mes loulous, je cuisinerai frais et bio.

Mais en vrai, j'achèterai du surgelé et des petits pots industriels, et ils m'enverront la purée de courgette faite avec amour dans la figure.

3 — Moi parent, je ne critiquerai jamais l'éducation des autres parents, car chacun fait ce qu'il veut (et ce qu'il peut).

Mais en vrai, je ne pourrai pas m'empêcher de dire que tel parent devrait faire ceci et non cela pour que son enfant fasse ses nuits à 2 ans et demi. Je donnerai des conseils pas toujours avisés et je ne supporterai pas les remarques des autres sur ma façon de faire.

4 — Moi parent, je n'aurai jamais le réflexe d'allumer la télé juste pour avoir 5 minutes de calme.

Mais en vrai, je les planterai devant un Walt Disney pour avoir 1 h 20 de tranquillité.

5 — Moi parent, j'aurai la patience de jouer à la dînette, de faire des animaux en pâte à sel et des tours en Lego®.

Mais en vrai, au bout de 10 minutes, j'en aurai marre et je leur mettrai des crayons de couleur et un cahier de coloriage entre les mains pour qu'ils jouent tout seuls.

6 — Moi parent, je n'achèterai jamais de jeux vidéo, tablettes ou consoles qui rendent les enfants asociaux.

Mais en vrai, j'apporterai ma tablette remplie de dessins animés pour pouvoir prendre mon dessert au resto tranquillou.

7 — Moi parent, j'arriverai à trouver des méthodes innovantes pour leur faire manger de tout sans ronchonner.

Mais en vrai, ce sera lundi : spaghettis ; mardi : macaronis ; mercredi : coquillettes ; jeudi : gnocchis ; vendredi : raviolis ; samedi : lasagnes et dimanche : pennes.

8 — Moi parent, je serai cool et je ne serai pas angoissé pour tout et rien.

Mais en vrai, je me lèverai la nuit pour être sûr qu'ils respirent bien, que leur couette est bien mise et qu'ils n'ont pas de fièvre.

9 — Moi parent, je serai à l'écoute de mes enfants, ils pourront tout me demander.

Mais en vrai, lorsque mon fils me posera 150 fois la même question commençant par « pourquoi » dans la journée, je l'inviterai gentiment à se taire après avoir répondu « parce que ».

10 — Moi parent, je serai le meilleur parent qui soit et je ferai toujours de mon mieux.

Mais en vrai, je serai le meilleur parent qui soit pour eux, tout simplement parce que je les aimerai jusqu'au Soleil, plus loin que les étoiles et toutes les galaxies.

CHAPITRE 2

LE PREMIER TRIMESTRE

« Chéri, j'suis enceinte ! Beuaark ! »

Sans aucun doute, le premier trimestre
est le moment le plus difficile à passer.
Après, c'est presque une promenade de santé.
C'est simple : durant ces trois mois, on a beau regarder,
bien chercher, rien n'est vraiment sympa.
Ah ! mais si bien sûr : vous apprenez que vous attendez un enfant !
Et cette grande nouvelle vaut laaaargement
les galères qui s'ensuivent, non ? Nous allons essayer
de vous faire passer cette épreuve avec le sourire,
entre deux nausées.

1ER MOIS DE GROSSESSE

Ce que vous ressentez physiquement

Les deux premières semaines, vous ne le savez pas encore, mais... vous venez bien d'entrer dans votre 1er mois de grossesse. Pour le moment, il est fréquent qu'aucun signe ne vous mette l'utérus à l'oreille : pas de retard de règles (sauf si on a un cycle menstruel régulier de 28 à 30 jours en général, l'absence de règles à la date prévue peut alors être un signe annonciateur d'une grossesse), et les maux de grossesse ne se font pas encore sentir. Et pourtant, un petit indice pourrait vous mettre sur la voie : vos seins prennent du volume et leur apparence a peut-être un peu changé. Les mamelons peuvent être un peu plus sombres et des veines peuvent apparaître.

Certaines femmes peuvent avoir de petites pertes de sang au cours de ce premier mois, mais qui restent différentes des règles habituelles ; cela correspond souvent au moment de l'implantation de l'œuf dans l'utérus. D'autres auront même des saignements, peu abondants, à la date habituelle de leurs règles : ces « règles anniversaire » demeurent mystérieuses et ne mettent pas en danger l'embryon.

À partir de la 3e semaine, vous ressentez peut-être déjà en vous les premiers signes de votre grossesse : fatigue, sautes d'humeur, maux de ventre, fréquente envie d'uriner, nausées matinales... Autant d'indications qui témoignent de votre nouvel état et du chamboulement de votre organisme.

Sur le plan alimentaire, il est possible que l'idée même de manger vous écœure ou, au contraire, que vous soyez prise de fringales inhabituelles. Côté transit, vous pouvez être constipée.

Votre bébé lors du 1er mois de grossesse

La vie commence par la rencontre d'un ovule et d'un spermatozoïde. La combinaison des patrimoines génétiques des deux parents va donner naissance à une cellule œuf unique, le zygote. Toutes les informations génétiques de votre futur bébé y sont déjà présentes.

1re semaine

L'œuf voyage de la trompe jusqu'à l'utérus tout en se divisant ; il ressemble à ce stade à une toute petite mûre. Une fois formé, l'embryon se déplace petit à petit des trompes de Fallope vers votre utérus pour venir s'implanter et grandir. Cette phase s'appelle la « nidation ». Elle débute quelques jours seulement après la fécondation et se termine au 7e jour de votre 1er mois de grossesse.

2e semaine

L'œuf implanté dans la muqueuse utérine se divise en plusieurs parties qui composeront le placenta et le fœtus.

3e semaine

L'embryon double de volume chaque jour. Son petit cœur commence à battre.

4e semaine

Avec ses 4 mm, il devient visible à l'échographie. Les bourgeons des membres se manifestent et une ébauche du système nerveux apparaît, à partir de laquelle se développeront le cerveau, la moelle épinière et les nerfs. Le nez commence à se former, et le cœur à battre...

Astuce

Pour un résultat plus fiable, effectuez votre test de grossesse le matin au réveil, car le taux de bêta-HCG est plus concentré. L'hormone chorionique gonadotrope (le bêta-HCG, donc) est produite en tout début de grossesse, dès la nidation de l'œuf dans la muqueuse utérine. Son taux augmente progressivement en début de grossesse pour ensuite baisser jusqu'au terme.

***

Certes, c'est la fin des mojitos, mais vous pourrez tout de même vous rabattre discrètement sur les cocktails sans alcool histoire de faire passer la pilule (que vous ne prenez plus) à votre entourage ! Encore quelques semaines à cacher votre grand bonheur pour celles qui le souhaitent (il est fréquent d'attendre la première échographie pour annoncer son heureux événement en raison des risques de fausse couche le premier trimestre), pourtant, il vous faudra, dès ce premier mois de grossesse, faire attention à votre hygiène de vie : alcool, tabac, médicament, alimentation... C'est le début du contrôle du GIGN de tout ce qui passera désormais dans votre corps !

***

— 10 PHRASES —

à ne jamais prononcer quand votre femme vous annonce : « je suis enceinte ! »

Prérequis : si vous lisez ce livre et que vous êtes une femme, merci d'avoir la bonne idée de le laisser ouvert, l'air de rien, sur la table basse, afin que votre cher et tendre lise ceci de façon totalement fortuite. Évidemment, nous souhaitons que vous n'en ayez pas besoin. Mais après tout, nulle n'est à l'abri d'avoir un goujat du dimanche pour compagnon de route. Si nous avons pris la peine d'écrire ces quelques lignes, vous vous doutez bien que c'est parce que vous, les hommes (les belles-mères aussi), faites parfois de belles bourdes ! Vous avez pu le constater, les femmes enceintes sont très susceptibles, et votre compagne, n'en parlons pas ! Un conseil : lisez attentivement ce qui va suivre et ne prononcez jamais ces phrases, même pour rire. Il en va de votre sécurité !

1 — **« Ah ! Bah en voilà, une bonne nouvelle !** Tu peux ENFIN virer toutes tes fringues taille 38 de l'armoire. De toute façon, on le sait tous les deux, tu ne les remettras jamais après avoir grossi… En plus, comme ça, j'aurai un peu de place pour ranger mes "trucs" » (consoles, CD de rap, affaires de sport et tout autre truc qu'on essaie de vous faire jeter depuis des années…).

2 — **« T'as finalement eu ce que tu voulais, n'est-ce pas ?! Prison ferme ! J'en prends au moins pour 20 ans…** J'imagine qu'en plus, maintenant, Madame veut se marier ? La robe blanche, la bague au doigt, la maison, le chien et tout le toutim, c'est bien ça ? »

3 — **« Attends, fais voir ce test de grossesse…** La dernière fois, t'as quand même failli prendre le périph' à contresens. »

4 — **« Oh ! tu sais, j'ai eu un Tamagotchi® quand j'étais petit,** donc changer un bébé ou donner un biberon par-ci par-là, ça ne doit pas être beaucoup plus compliqué ! Et puis de toute façon, on est tous les deux conscients que c'est toi qui vas faire 90 % du job, non ? »

5 — **« Laisse-moi calculer…** Ça veut dire que le terme, c'est le 15 juin, c'est ça ? Ça tombe mal, c'est la finale de Roland-Garros ! »

6 **« C'est une blague, n'est-ce pas ?** Je suis sûr que tu me dis ça pour justifier tes dépenses chez Zara ce mois-ci, j'te connais... »

7 **« Pourvu que ce soit un garçon ! Un garçon, c'est plus simple...** Tu lui mets un ballon dans les pieds et il se démerde, alors qu'une fille, ça fait des chichis et des histoires pour un rien... En plus, t'imagines si elle a mes sourcils, elle va se faire charrier toute sa scolarité, on l'appellera Scratch (rapport aux baskets), elle ne survivra jamais ! »

8 **« Je préviens tout de suite, la DS et la PlayStation®, je ne lui prêterai jamais, c'est à moi !** T'auras qu'à lui prêter ta tablette ou ton portable, si tu veux qu'il joue ! »

9 **« Ne compte pas sur moi pour aller te chercher des framboises à 4 heures du mat' !** T'as qu'à te les acheter surgelées ou manger de la glace, c'est pareil. Après tout, c'est le goût qui compte, non ? »

10 **« Attends, je reviens, je vais chercher une corde...** Promis, je reviens ! »

Les auteurs et l'éditeur déclinent toute responsabilité en cas d'incident causé sur un homme qui, « juste pour voir ce que ça fait », aurait prononcé l'une de ces phrases à sa femme enceinte et aurait malencontreusement mangé une quiche fourrée au cyanure le soir même.

L'annonce de la grossesse

Attendu
le couple en pleine euphorie

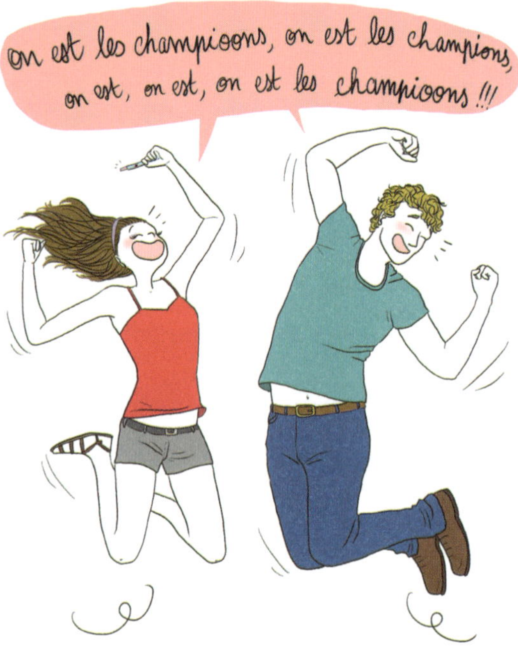
on est les champioons, on est les champions, on est, on est, on est les champioons !!!

Imprévu
l'effet Kinder® Surprise !

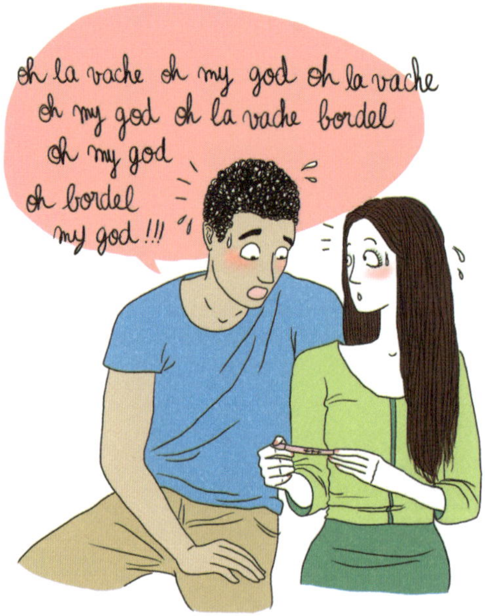
oh la vache oh my god oh la vache oh my god oh la vache bordel oh my god oh bordel my god !!!

Déterminés
ceux qui ont déjà eu trois garçons

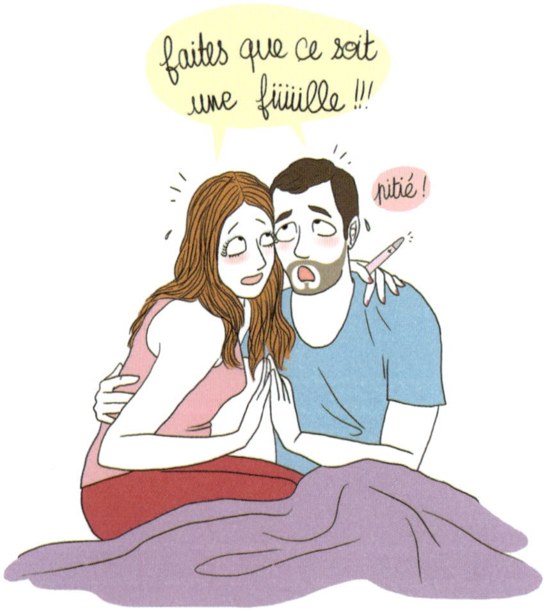
faites que ce soit une fiiiiille !!!
pitié !

Professionnels
ceux que plus rien n'affole

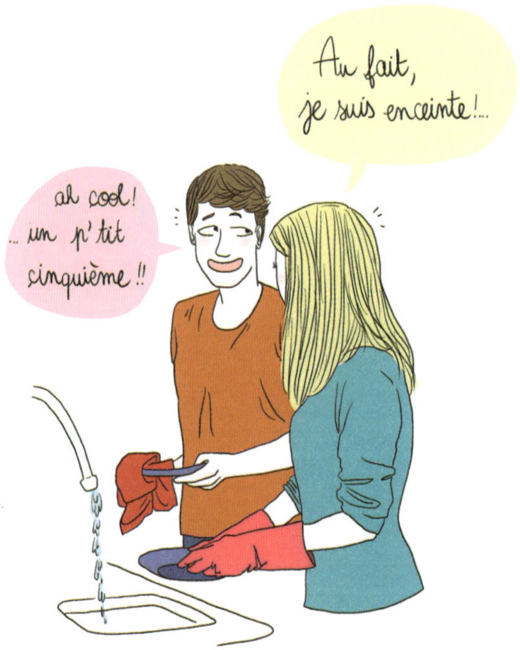
Au fait, je suis enceinte !...
ah cool ! ... un p'tit cinquième !!

— POURQUOI CE N'EST PAS —
si meeeeerveilleux que ça d'être enceinte les trois premiers mois

En cloque... mais pas trop.
Test pipi avec deux beaux traits bleus... Check ! Prise de sang qui confirme la grossesse... Check ! Annonce de la nouvelle au futur papa... Check ! (Enfin, on l'espère, hein ?!) Voilà ! Officiellement, vous êtes enceinte. Officieusement, ça ne va pas être QUE du bonheur et, surtout les trois premiers mois, il vaut mieux le savoir dès à présent. Voici ce qui vous attend...

1 On a le ventre en mode « lendemain de fête »

Votre minuscule bidou laisse encore les plus curieux dubitatifs sur sa teneur en graisse ! Pour l'instant, votre état de grasse est encore incertain... Vos proches hésitent entre vous féliciter et vous demander si le week-end gastronomique à Bourrelet-sur-Seine vous a plu ! Pourtant, vous, à un mois de grossesse, vous avez l'impression que ça crève les yeux !

2 On veut crier au monde entier : « JE SUIS ENCEINTE !!! », mais on doit la fermer !

« Comment ça, Anne-Sophie Lapix ne l'a pas encore annoncé au journal de 20 heures ? Mais c'est une affaire de la plus haute importance pourtant... Je suis enceinte, bordel ! » On rêve de se balader avec un Post-it sur le front où il serait inscrit : « Je porte la vie, c'est merveilleux, regardez comme je rayonne ! », et un autre sur le ventre : « Pas touche à mon ventre, compris ? » Mais le gynéco nous a demandé de tenir notre langue jusqu'à la première écho. C'est pire que lorsque notre mère nous avait interdit de dire à notre petit frère que le Père Noël en fait... !

3 On angoisse, on psychote, on somatise

C'est la période des « Et si... ». Tout un tas de questions viennent torturer notre esprit et hanter nos rêves : « Et si je faisais une fausse couche ? » « Et si c'étaient des jumeaux ? Des triplés ? Un alien ? » « Et s'il y avait un problème ? »... Soyons honnêtes, à part faire les questions et les réponses, nous sommes totalement impuissantes. Ne pas s'angoisser sera difficile, parfois même impossible. Mais à quoi

RIP

LES MOJITOS ENTRE COPINES DU VENDREDI SOIR

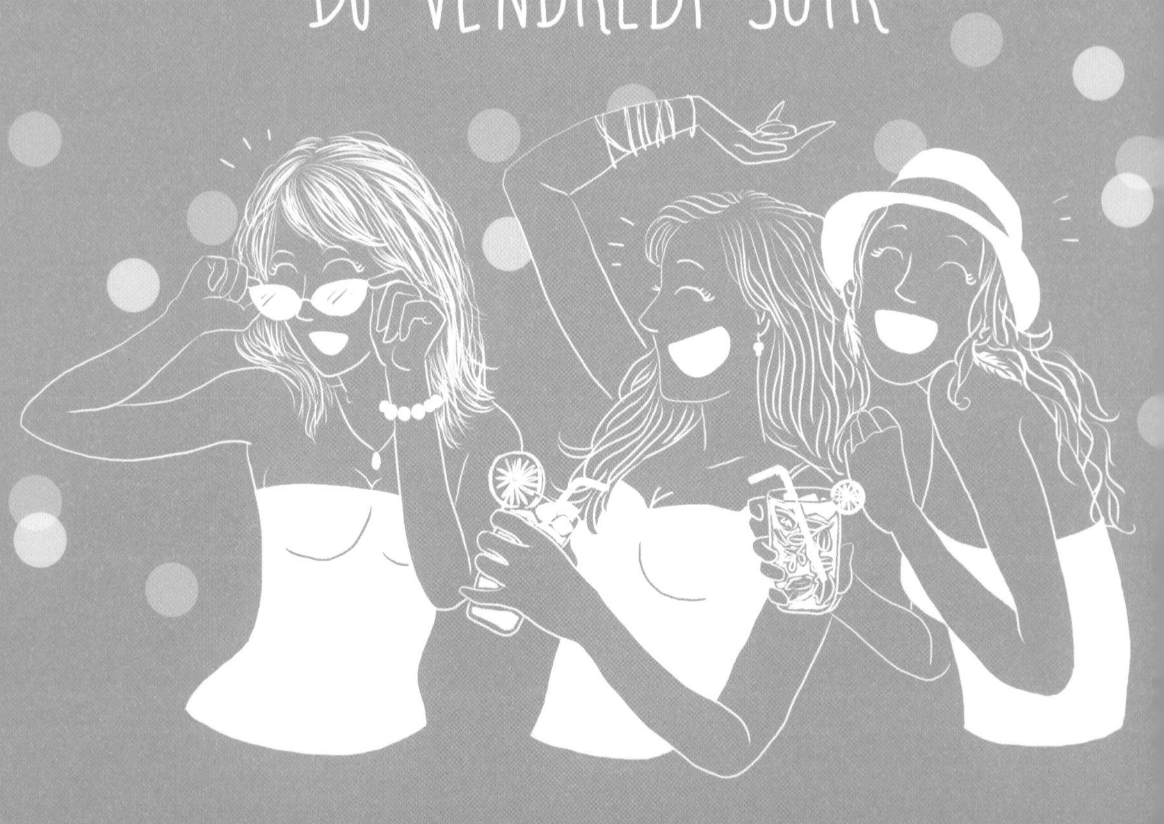

bon envoyer de mauvaises ondes, puisque nous ne pouvons pas contrôler ce qui se passe ? Alors essayons d'apprendre à voir la tartine beurrée qui tombe du bon côté : la plupart des grossesses se passent sans problème.

4 On est dégoûtée par... à peu près tout !

Et, bizarrement, on est dégoûtée par des choses inattendues comme... sa belle-mère dont on ne supporte plus aucun conseil, et encore moins les commentaires. Pour rassurer votre homme (qui est déjà, à la lecture de ces lignes, pris de vertiges), vous pourrez lui assurer que vous adorez Belle-Maman d'habitude et que ce sont juste vos hormones qui la détestent en ce moment.

5 On pleure, on rit pour un rien...

Super Nanny, Baby-Boom, on aurait pu vous trouver une excuse... Mais pleurer devant la pub Cajoline ou éclater de rire nerveusement lorsque votre banquier vous annonce que vous allez être fichée à la Banque de France à cause de la poussette hors de prix que vous venez de vous offrir, c'est quand même un peu flippant ! Mais c'est quoi, cette hypersensibilité ? Ah ! Vous n'étiez pas prévenue ? Ce sont les hormones ! Accrochez-vous bien, vous traversez actuellement un véritable « tsunami émotionnel ».

6 On a le ventre et l'estomac sens dessus dessous

Ah ! J'en vois au fond de la salle qui ricanent... Oui, celles qui viennent tout juste de passer le quatrième mois, là, près du radiateur ! Mesdames, ce n'est pas très fair-play de se moquer de celles qui découvrent les joies de passer leur matinée la tête dans la cuvette des toilettes. En fait, la grossesse, c'est presque comme la gueule de bois, sauf que, malheureusement, vous vous souvenez de tout ! Mais c'est aussi la loterie : soit vous êtes chanceuse et la Confrérie des vomiteuses matinales vous hait, comme ça, c'est dit ! Soit vous êtes poisseuse comme la majorité d'entre nous et la moindre odeur vous envoie vider votre bile dès le réveil. C'est comme les douleurs prémensuelles, les aigreurs d'estomac ou les remontées acides, certaines connaissent, d'autres non... Dans tous les cas, il peut être très utile de vous rapprocher de votre pharmacienne et d'en faire votre nouvelle meilleure amie ! Et pour celles qui se tapent la totale, on vous conseille de tout tester : les granules homéopathiques de *Nux vomica*, le gingembre, l'eau gazeuse... Et puis de voir le bon côté des choses : vous n'avez pas encore pris un gramme sur la balance...

7 On a les seins qui tirent et qui pointent

Votre homme est ravi... sauf qu'il ne peut plus effleurer ses jouets préférés ! Mais bon, être condamné à admirer votre sublime poitrine, il y a pire... Oui, vraiment pire... Car si lui ne peut plus vous toucher, vous encore moins ! Dans la douche, ça fait « Aïe ! ». Couchée sur le ventre pour dormir, ça fait « Ouille ! ». Pour enfiler votre tee-shirt, ça fait « Outch ! ». Ça tiraille, ça explose, ça démange.

8 On a 15 ans... acné comprise

La dernière fois que des boutons purulents ont pris votre petit minois en otage, Dylan et Brenda sortaient encore ensemble. Quinze ans après, voir apparaître une recrudescence de votre pire ennemi, c'est comme découvrir les nouvelles saisons pourries de Beverly Hills en 2015. Mais si, à l'époque, vous aviez le droit au Roaccutane®, aujourd'hui, vous n'avez malheureusement droit à aucun traitement.

9 On est crevée... et insomniaque

La fatigue des premiers mois est due à l'augmentation du taux de progestérone dans le corps ainsi qu'à la formation du placenta et des fonctions vitales de l'embryon. L'envie de dormir est complètement normale, mais absolument gênante. La solution ? Dormez au moins 8 heures par nuit (facile à dire quand vous avez des insomnies qui vous obligent à regarder les redif' sur Chasse et Pêche). Si vous en ressentez le besoin, faites une sieste : « Attends, Bertrand, pour ce dossier, je te propose qu'on revoie ça d'ici 20 à 30 minutes, j'ai sieste, là ! »

10 On fait de la rétention d'eau

Quand on se lève le matin, on a l'impression d'avoir été ligotée toute la nuit comme un vulgaire rosbif. Après une journée de travail, on vendrait notre mère pour prendre un bain et reposer nos jambes lourdes et gonflées. Il n'y a pas que notre ventre qui gonfle, nos doigts, nos pieds, nos chevilles aussi s'y mettent. Les marques sur votre peau des sous-vêtements, de la montre, des chaussettes en sont la preuve ! Certaines auront même besoin de chaussettes de contention pendant toute leur grossesse. À un moment, il faut choisir : c'est la santé ou le glamour !

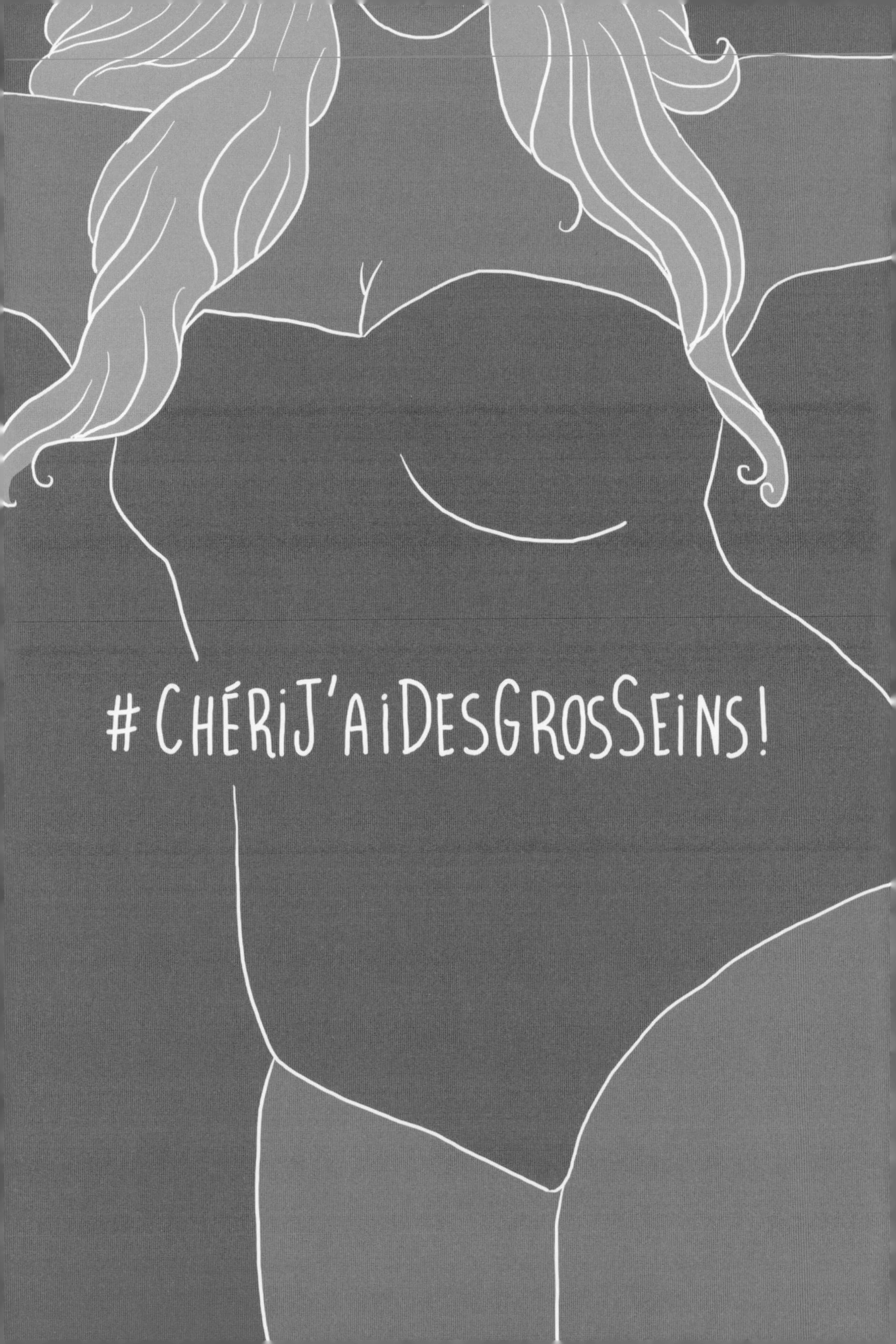
#CHÉRIJ'AIDESGROSSEINS!

2e MOIS DE GROSSESSE

Ce que vous ressentez physiquement

Alors que votre entourage n'y voit que du feu, votre grossesse devient pour vous une évidence. À l'abri des regards, votre corps se modifie déjà pour accueillir votre bébé, avec à la clé quelques petits désagréments.

Ce début de 2e mois de grossesse est souvent synonyme de fatigue et de nausées. Vous êtes également sujette aux ballonnements et aux brûlures d'estomac et les changements d'humeur font partie de votre quotidien !

De nouveaux maux de grossesse peuvent apparaître : malaises, constipation, crampes ou encore hypersalivation. Durant ce 2e mois, faites attention à vos activités. Vous n'êtes pas à l'abri d'une fausse couche, donc ne pratiquez pas d'activités violentes (comme certains sports).

Votre bébé lors du 2e mois de grossesse

5e semaine

Votre bébé est un embryon qui mesure 6 mm : la taille d'une graine de pomme. On peut déjà voir son cœur à l'échographie (il est même possible de l'écouter avec un appareil sophistiqué !). Le rythme de ses battements est deux fois plus rapide que le vôtre : plus de 150 par minute !

6e semaine

Les membres poussent et les doigts commencent à se développer. Il mesure 18 mm et ressemble à un haricot. Son activité cardiaque est maintenant nettement perceptible. La peau qui le recouvre est très fine et transparente. Ses oreilles et son palais se développent et les bourgeons des dents se forment.

7e semaine

L'embryon commence à prendre forme humaine : le cou, le visage et les doigts se modèlent. Les oreilles se forment, des paupières apparaissent et la mâchoire inférieure devient visible. Les mamelons des seins apparaissent sur le thorax.

8e semaine

Le cerveau se développe activement. Les muscles et les nerfs permettent des mouvements primitifs, mais vous ne pouvez pas les sentir. Les os se différencient et les membres grandissent. Le sexe se forme, mais c'est encore beaucoup trop tôt pour le distinguer. Les paupières sont totalement formées, mais elles ne s'ouvriront que beaucoup plus tard, au cours du 6e mois. Le système circulatoire est constitué et les reins commencent à fabriquer de l'urine qui formera une partie importante du liquide amniotique. L'embryon mesure alors 32 mm.

9e semaine

Les bras et les jambes s'allongent et les articulations (coudes et genoux) se précisent. Les poignets et chevilles se dessinent. À l'intérieur, les muscles et les nerfs prennent forme. Deux zones sombres apparaissent pour les yeux (ils sont pour le moment éloignés sur les côtés de la tête), deux fossettes pour les oreilles et une seule ouverture pour le nez et la bouche.

Astuce

Dès le début de ce deuxième mois de grossesse, l'eau deviendra votre plus grande alliée ! Pensez donc à vous hydrater davantage, environ 1,5 à 2 l par jour. Ayez toujours une bouteille d'eau citronnée à portée de main : cela soulage généralement les nausées. L'eau gazeuse peut aussi vous ôter cette sensation désagréable.

RIP

LE CAFÉ-CLOPE DE 13H30

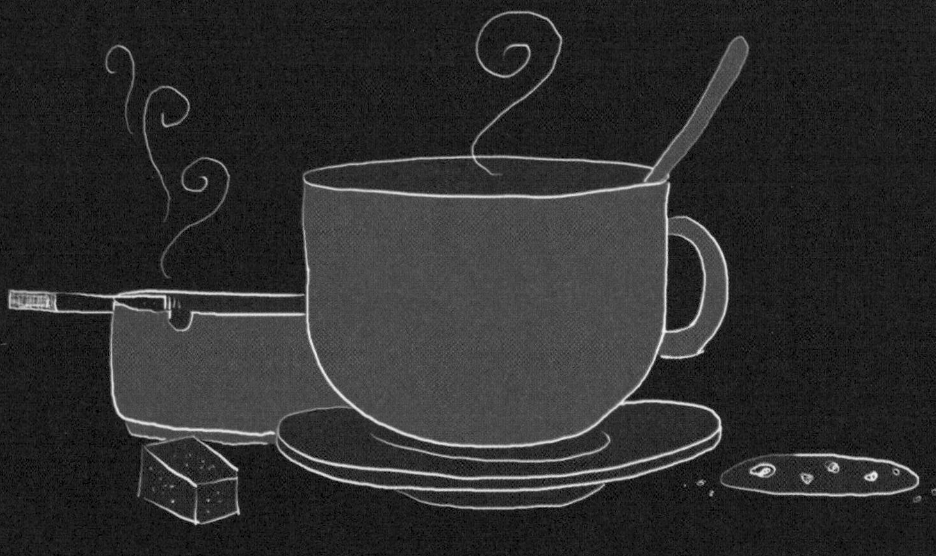

Mots à vomir

ou ceux qu'il est interdit de prononcer devant une femme enceinte

H	S	J	N	Y	E	C	U	A	S	M	O	R	U	E	K	V	V	X	U
X	A	D	E	O	D	O	R	A	N	T	X	J	E	R	N	O	E	Q	J
D	Z	J	I	H	U	R	G	Q	U	B	T	X	Ç	P	L	T	U	R	W
G	X	D	Q	Q	A	Z	U	C	H	O	C	O	L	A	T	N	O	I	R
Z	Z	I	D	E	N	T	I	F	R	I	C	E	I	E	C	J	F	L	K
P	T	H	P	Q	W	V	D	N	G	Q	T	L	L	I	A	A	S	Y	X
G	R	V	E	L	F	Z	R	A	O	T	L	L	G	R	M	Q	G	I	V
T	O	T	N	Q	B	M	K	C	E	E	I	X	Q	E	E	W	D	R	A
Y	F	R	I	S	O	Ç	O	L	U	U	G	J	W	T	M	Z	X	D	B
M	E	I	F	Z	B	C	C	P	O	M	A	J	Q	U	B	U	G	P	E
R	U	P	I	R	E	A	Z	D	S	G	G	U	V	C	E	K	J	K	U
W	Q	E	S	D	R	M	N	P	U	E	Z	E	G	R	R	X	K	S	R
M	O	S	X	T	M	A	C	A	B	A	T	E	O	A	T	E	T	B	R
X	R	I	N	K	V	Y	L	R	F	O	P	I	E	H	T	A	M	I	E
Z	O	V	S	F	J	X	F	F	J	G	E	F	A	C	B	O	R	D	R
N	L	X	B	M	A	N	A	U	A	H	D	F	R	A	B	R	I	I	U
C	O	L	I	V	E	S	W	M	A	Y	O	N	N	A	I	S	E	D	T
T	L	Y	K	T	E	N	G	I	E	B	I	N	Ç	P	Ç	K	Y	R	I
Q	N	I	L	E	S	S	I	V	E	L	P	O	I	S	S	O	N	P	R
K	Y	W	H	X	J	S	U	Ç	K	Ç	G	U	X	E	N	R	J	K	F

À vous de retrouver :

1 abats
2 andouillette
3 beignet
4 beurre
5 cafe
6 camembert
7 charcuterie
8 chocolat noir
9 dentifrice
10 deodorant
11 friture
12 lessive
13 mayonnaise
14 morue
15 noix de coco
16 olives
17 parfum
18 poisson
19 raclette
20 roquefort
21 sauce
22 tabac
23 tripes
24 volaille

LE LEXIQUE

du vocabulaire essentiel pour survivre sur les forums de grossesse

Avant-propos

Ce petit précis lexical s'adresse exclusivement aux femmes (les hommes n'ayant pas à savoir ce que l'abréviation « épisio » signifie en vrai). Il s'adresse à celles qui souhaitent apprendre une langue étrangère vivante, réviser leurs acquis et enrichir leur vocabulaire (élèves, étudiantes, stagiaires en formation permanente ou personnes en reconversion professionnelle).

Ce lexique présente les abréviations essentielles à acquérir avant d'effectuer un séjour (de plus ou moins neuf mois) sur les forums de grossesse. Il intègre le vocabulaire de base et les vocables les plus spécialisés pour vous permettre une acquisition progressive et systématique des mots et expressions que vous serez amenées à utiliser ou à déchiffrer parfois sur Internet ou simplement sur vos feuilles médicales.

Dès l'apparition des premiers signes de grossesse, vous allez forcément jeter un œil (même les deux) sur Internet afin d'obtenir des réponses à vos questions et des conseils d'autres parents pour vous rassurer. De nombreux forums rassemblent chaque mois des milliers de futures mamans. En fonction de votre mois d'accouchement, vous partagerez votre grossesse avec des janviettes, des févriettes, des marsettes, des avrilettes, des muguettes, des juinettes, des juillettes, des kangour'aoûts, des septembrettes, des octobrettes, des novembrettes ou des décembrettes.

Rassurez-vous, avec la grossesse, vous allez perdre de nombreux neurones qui vous permettront de ne même plus vous rendre compte de votre dégénérescence cérébrale.

Les forums regorgent d'abréviations mystérieuses que seules les plus initiées pourront déchiffrer. C'est un peu comme le premier jour où vous avez eu un smartphone entre les mains : la bébête vous a semblé indomptable... Et pourtant, regardez comment vous maîtrisez l'engin à présent !

AM
assistante maternelle

AP
auxiliaire puéricultrice

AS
aide-soignante

BB1,BB2...
le premier enfant, le deuxième...

Bidou
le ventre de la femme enceinte

Bof
le beau-frère (si celui-ci est relou, on l'appellera le « bof bof »)

BM
la belle-mère (parfois, elle est aussi marquée « MOCHE », allez savoir pourquoi ?)

BP
les beaux-parents

Gygy
votre Dieu tout-puissant pendant 9 mois, votre gynécologue

HP
hôpital

INF
infirmière

Juju
des jumeaux

Mater
la maternité

MT
le médecin traitant

ORL
oto-rhino-laryngologiste

Pépé
le pédiatre (souvent, il ressemblera aussi à votre vieux pépé)

SF
la sage-femme (vous ne la trouverez sans doute pas si sage que ça, lorsqu'elle vous enfoncera un doigt dans le col de l'utérus...)

Zhom
votre homme, mari, copain, collègue, bref, celui qui a mis la petite graine

---

TERMES AUTOUR DE LA GROSSESSE

+++
test positif (accompagné de cris ou de larmes de joie dans la plupart des cas)

AAD
accouchement à domicile

AC
anticorps

AMP
aide médicale à la procréation

ANA
accouchement non assisté

APD
analgésie péridurale

AT
arrêt de travail

AVAC
accouchement vaginal après césarienne

AVB
accouchement par voie basse

Canapette
femme enceinte allongée pour préserver le col, éviter les contractions, bref, empêcher l'accouchement prématuré

DDR
date du premier jour des dernières règles

DPA
date probable d'accouchement (sachant que la grossesse dure en moyenne 40 SA, soit 38 SG)

DPO
date probable d'ovulation (pour celles qui ont un doute, il faut savoir que l'on a ovulé 14 jours avant les règles, mais pas toujours 14 jours après)

FC
fausse couche

FIV
fécondation in vitro (consiste à mettre dans une étuve les ovocytes recueillis par ponction et les spermatozoïdes, afin qu'il y ait fécondation)

FOFOS
follicules

GEU
grossesse extra-utérine

Grand préma
nouveau-né étant né avant 32 SA

IAC
insémination avec sperme du conjoint

IAD
insémination avec sperme d'un donneur

ICSI
injection d'un spermatozoïde directement dans un ovocyte (cette méthode est surtout recommandée pour pallier une déficience sévère d'un spermogramme)

IIU
insémination intra-utérine (c'est-à-dire que l'on injecte directement le sperme dans la cavité utérine après stimulation ovarienne ; ça aide les zozos à trouver le chemin)

IMG
interruption médicale de grossesse

IVG
interruption volontaire de grossesse

J14
14e jour après le début des règles

LCC
longueur crânio-caudale (taille de l'embryon ou du bébé du haut du crâne jusqu'au bout des fesses)

MAP
menace d'accouchement prématuré

MSN
mort subite du nourrisson

OMPK
ovaire micro-polykystique

OPK
ovaire polykystique

Péri
péridurale

PMA
procréation médicalement assistée

RDC
retour de couche (saignement après l'accouchement)

SA
semaines d'aménorrhée (durée pendant laquelle vous n'avez pas vos règles en partant du 1er jour de vos dernières règles)

SG
semaines de grossesse (calculées en fonction de la date d'ovulation, qui est confirmée par l'écho de datation)

TL
tire-lait

TLE
tire-lait électrique

TLM
tire-lait manuel

TP
travaux pratiques (le sekse, quoi !)

TT
tétée ou téter

VB
« voie basse », accouchement

VH
« voie haute », plus communément appelée « césarienne » ou « césa »

Vilaines ou reds
les règles

W
travail (le travail lors de l'accouchement)

Zozos
les spermatozoïdes

ABRÉVIATIONS MÉDICALES

AG
anesthésie générale

Amnio
amniocentèse

BM
bouchon muqueux (ou belle-mère, selon le contexte)

Cloclo
Clomid® (traitement de la stérilité)

CN
clarté nucale

CP
comprimés

Dudu
Duphaston® (traitement pour régulariser les cycles)

FCV
frottis cervico-vaginal

Lulu
pilule

PDL
pilule du lendemain

PDS
prise de sang

Picpic
piqûre

PV
prélèvement vaginal

NFS
numérotation formule sanguine

Ocyto
ocytocine

T21
trisomie 21

Toxo
toxoplasmose

TTT
traitement médical

Exercice pratique

Traduisez cette phrase :

Avec Zhom, nous sommes en essai BB1 depuis plusieurs mois.
Mon MT m'a conseillé de voir un gygy pour faire une PDS
et éventuellement prendre un TTT. Finalement, le jour
du RDV, il m'a fait une écho pour vérifier si tout était OK,
et il a découvert que j'étais à 3 SG. J'ai fait un test
et effectivement, c'est +++. Ma DPA est le 3 juillet !

Traduction :

____

____

____

____

____

Réponse : *Avec mon mari, nous essayons d'avoir notre premier bébé depuis plusieurs mois. Mon médecin traitant m'a conseillé d'aller voir un gynéco pour éventuellement faire une prise de sang et commencer un traitement. Finalement, le jour du rendez-vous, il m'a fait une petite échographie pour vérifier si tout allait bien, et il a découvert que j'étais enceinte de 3 semaines. J'ai fait un test de grossesse et effectivement, il est positif. Ma date d'accouchement est prévue pour le 3 juillet !*

QCM

êtes-vous prêts financièrement à avoir un enfant

1 Je dois changer de voiture, je choisis :

Une Smart, un scooter → *8 000 €*

Un coupé cabriolet → *35 000 €*

Une voiture 5 ou 7 places avec pare-soleil Disney → *15 000 €*

2 Mon enfant n'est pas encore propre, j'opte pour (par enfant de 0 à 3 ans) :

Des couches jetables + sacs à couches → *1 500 €* ou des couches lavables → *700 €*

Des couches brodées en or aux initiales de bébé → *47 000 €*

Il pissera par terre → *0 €*

3 Mon enfant doit s'habiller. Au magasin, j'achète en priorité :

Un tee-shirt « Quand je suis content, je vomis » → *25 €*

Des bodies et des tee-shirts de toutes les tailles → *300 €*

Une combinaison antinucléaire → *4 000 € (prototype)*

4 Mon enfant de 1 an a faim. Je lui propose de manger :

Un petit pot → *2,50 €* + 1 petit-suisse → *0,30 €* + une compote → *0,50 €*

Un menu Big Mac et un sunday au caramel → *10 €*

Un filet de canard rôti au miel et au thym chez Joël Robuchon → *300 €*

5 Pour le balader, j'achète :

Rien, cet enfant a des pieds, il n'a qu'à marcher comme tout le monde → *0 €*

Une poussette télécommandée électrique → *57 000 € (prototype à l'essai)*

Un pack 3 en 1 poussette + coque + nacelle → *500 €*, ou une écharpe → *79 €*

6 Pour m'aider et me relayer, je fais appel à :

Une cuisinière, une femme de ménage et une lingère à temps plein → *6 000 €*

Ma mère, elle n'a rien à faire depuis qu'elle est à la retraite → *0 €*

Une baby-sitter → *8 € de l'heure*

7 Si nous partons en vacances, nous irons plutôt :

Faire du camping sauvage en Tanzanie → *1000 €*

Chez papi et mamie en Normandie → *200 €*

Sur un yacht à Saint-Tropez → *20 000 €*

8 Pour son anniversaire, j'ai prévu de lui offrir :

Un cheval → *80 000 €*

Une ferme et des animaux en plastique → *50 €*

Du polystyrène et du papier à bulles → *3 €*

9 Pour sa rentrée à la crèche, j'ai acheté :

Un bloc-notes à petits carreaux → *0,60 €*

Un doudou et une tétine → *12 €*

Un cartable avec une reliure en cuir et des pierres précieuses incrustées → *2 000 €*

10 Pour les loisirs, cette année, je l'ai inscrit à un cours de :

Bébés nageurs → *180 €*

Randonnée → *0 €*

Poney sur glace → *4 700 €*

RÉPONSES

Vous avez plus de réponses (tétine)

Pour vous, ce n'est pas parce qu'on va avoir un enfant qu'on doit changer ses habitudes de vie. Pas question de faire des sacrifices sur votre petit confort personnel et de laisser ce nouveau venu commander votre vie. Cette année, vous avez décidé de grimper sur le mont Blanc, et ça se fera avec ou sans lui ! Vous risquez de déchanter sévèrement lorsque vous découvrirez que le stage de catamaran où vous vous êtes inscrit cet été est interdit aux enfants de moins de 18 ans...

Vous avez plus de réponses (ours)

Pour vous, avoir un enfant, c'est avoir un jouet, le bruit en plus. Quitte à en avoir un, autant s'amuser et faire les plus grosses bêtises avec (comme s'ils nous attendaient !). Toutes les idées les plus farfelues (et qui coûtent un bras), vous les avez forcément, ce qui amusera beaucoup votre rejeton. Vous allez déchanter sévèrement lorsqu'il vous balancera à la figure : « Je veux une Porsche pour mes 11 ans ! » mais qu'il ne pourra pas la conduire.

Vous avez plus de réponses (biberon)

Pour vous, avoir un enfant, c'est mettre votre vie actuelle entre parenthèses. Vous changerez tout pour lui : vos habitudes, votre façon de vivre, vos goûts, et vous le ferez passer avant vous. D'ailleurs, il n'y a qu'à ouvrir son armoire, elle est plus remplie que la vôtre alors qu'il n'est même pas arrivé ! Vous risquez de déchanter sévèrement lorsque vous allez le laisser dormir dans votre chambre et qu'il viendra squatter votre lit toutes les nuits pendant 5 ans !

— LES QUESTIONS RIDICULES —

qu'on se pose tous sur la sexualité les premiers mois de la grossesse

Entre les hormones qui n'en font qu'à leur tête, le corps de la future maman qui se « baléinifie » chaque jour un peu plus, la balance qui fait la gueule, futur bébé qui essaie de jouer au foot dans le bidou et le futur papa qui a peur de mal faire, il y a de fortes chances pour que votre sexualité soit quelque peu troublée pendant ces neuf mois. Avec ces transformations corporelles, un tas de questions plus ou moins embarrassantes peuvent se bousculer dans votre tête et vous bloquer au moment des câlins. Comme le dit le célèbre adage : « Là où il y a de la gêne, il n'y a pas de plaisir », donc voici quelques réponses. Parce qu'il n'y a pas que bébé qui a le droit de faire des galipettes avec Maman, non mais...

« Les rapports sexuels font-ils souffrir le fœtus ? »

Il n'y a aucun risque pour le bébé quand ses parents font l'amour. Le fœtus est protégé par le liquide amniotique : il ne peut pas être écrasé par le poids de son papa ou être dérangé par la pénétration. En plus, l'utérus remonte sous l'effet du désir, le bébé est donc tout à fait hors de portée. Lorsqu'une grossesse se déroule normalement et en l'absence de contre-indications, il n'y a pas de raison d'arrêter de se faire plaisir ! Soyez juste un peu plus imaginatifs pour trouver les positions les plus confortables au fil des mois. C'est l'occasion de découvrir toutes les positions du Kama-sutra et de les tester... Fous rires assurés !

« Est-ce que le pénis peut toucher le bébé pendant les rapports ? »

Soyez rassurés, jusqu'à aujourd'hui, aucun papa n'a encore réussi à chatouiller son futur bébé de cette façon (et d'aucune autre d'ailleurs). Le bébé est bien protégé et baigne dans du liquide amniotique dans votre utérus, et celui-ci est fermé hermétiquement par le bouchon muqueux au bas du col.

« Puis-je utiliser des sex-toys et des vibromasseurs pendant la grossesse ? »

Et pourquoi pas ?! Certes, les vibrations risquent de réveiller un peu bébé et, il n'y a aucun doute, il vous le fera payer d'une façon ou d'une autre plus tard en vous réveillant lui aussi pendant votre nuit, mais

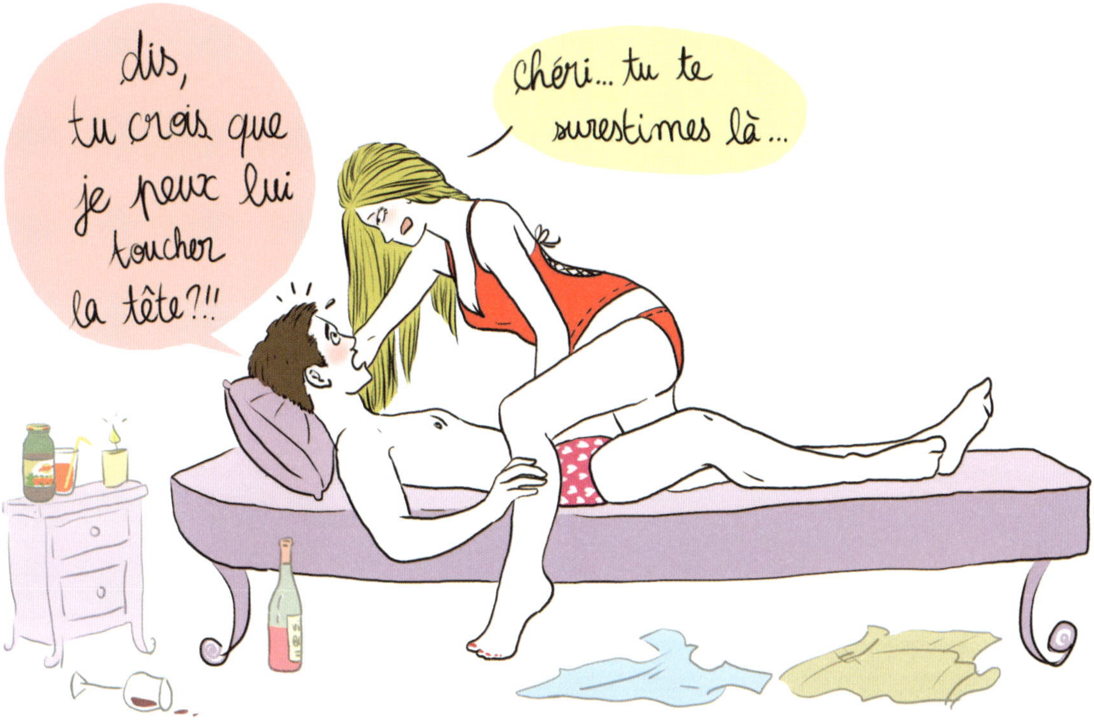
dis,
tu crois que
je peux lui
toucher
la tête ?!!
Chéri... tu te
surestimes là...

il n'y a pas de contre-indication si votre grossesse se déroule normalement. En revanche, il faut penser à bien le nettoyer avant et après chaque utilisation pour éviter tout risque d'infection. Par ailleurs, il faut de préférence utiliser un vibromasseur qui stimule le clitoris plutôt que le vagin.

« Est-ce que je peux continuer à pratiquer le sexe oral et ingérer du sperme sans risque pour le bébé ? »

Il n'y a aucune contre-indication pour ce type de pratique, à condition que la personne ne soit pas porteuse d'une infection, comme c'est le cas pour certaines maladies virales : HIV, hépatite B ou C et autres viroses comme le cytomégalovirus (herpès). Et quand on sait que 90 % du sperme est composé de vitamines, il n'y a pas de quoi avoir peur de l'ingérer.

« Est-ce qu'on peut tomber enceinte "par-dessus" une grossesse déjà en route ? »

Il n'y a qu'une chance sur plusieurs millions que ça se produise. On ne connaît que 11 femmes à qui cette étrange histoire est arrivée. Ce phénomène s'appelle « superfétation ». Il s'agit d'une fécondation successive de deux ovules au cours de deux cycles menstruels différents. A priori, il y a donc peu de chance pour que ça tombe sur vous...

« Le sperme pendant un rapport sexuel peut-il déclencher une fausse couche ? »

Si le sperme du partenaire n'est pas infecté par une maladie, il n'y a aucun risque que ça provoque une fausse couche.

« Est-ce que l'orgasme peut déclencher une fausse couche ou un accouchement prématuré ? »

L'utérus se contracte pendant l'orgasme, mais il ne s'agit pas des mêmes contractions que celles liées à l'accouchement.

« Est-ce que je peux avoir des saignements après les rapports ? »

Le col de l'utérus est fragilisé à cause de la grossesse, il peut donc arriver qu'il y ait de très légers saignements après un rapport sexuel sans que cela soit grave. Si les saignements persistent ou sont importants, n'hésitez pas à consulter votre médecin.

« Soit j'ai la libido au ras des chaussettes, soit elle est exacerbée, est-ce normal ? »

Certaines femmes ont une sexualité débridée alors que d'autres ont une sexualité quasi inexistante pendant leur grossesse ! La faute aux hormones qui nous jouent des tours. Dans un cas comme dans l'autre, vous n'avez aucune culpabilité à avoir, tout se remet en général en place quelques mois après l'accouchement.

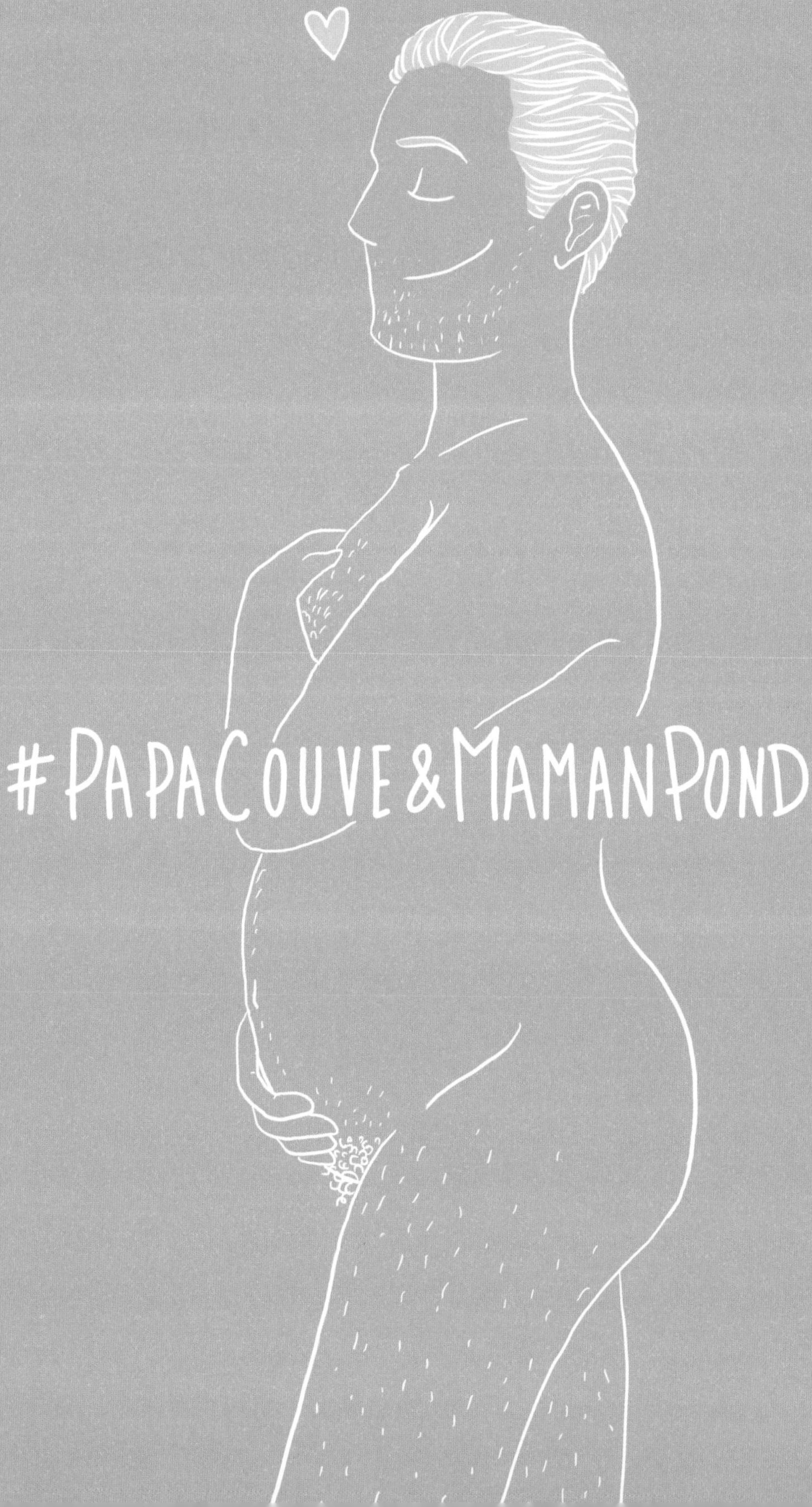
#PapaCouve&MamanPond

3E MOIS DE GROSSESSE

Ce que vous ressentez physiquement

Vos maux de grossesse s'estompent quelque peu dès la 1re semaine de ce 3e mois de grossesse. Vous commencez à vous sentir un peu mieux et on vous dit souvent que vous avez « bonne mine ». Votre utérus a la taille d'un petit pamplemousse et vos reins sont mis à rude épreuve ; pensez bien à boire régulièrement de l'eau. Vous qui aviez peut-être moins d'appétit, vous avez de nouveau de nombreuses envies et ne vous privez plus. Veillez tout de même à faire attention à la prise de poids non contrôlée ! Pour rappel, il est recommandé de prendre entre 9 et 13 kg durant la grossesse. Ça, c'est en théorie, car en pratique, on en prend souvent plus... et on galère ensuite à perdre les kilos en trop !

Vous vous sentez de plus en plus rapidement essoufflée, surtout quand vous montez les escaliers. Pas de panique, cela est dû à l'augmentation de votre pression artérielle. Pensez donc à vous reposer quand vous en ressentez le besoin, même en pleine rue (asseyez-vous sur un banc). Il est également possible qu'une ligne sombre apparaisse sur votre ventre. *So sexy* le duvet !

À la fin du 3e mois, votre corps ressemble maintenant vraiment à celui d'une femme enceinte avec son petit bidon et ses hanches plus larges.

Votre bébé lors du 3e mois de grossesse

10e semaine

L'embryon devient fœtus. On peut maintenant distinguer ses mains et ses pieds, et même apercevoir des petits doigts et des petits orteils. Les reins fonctionnent et le bébé urine, ce qui contribue majoritairement à la composition du liquide amniotique.

11e semaine

Votre fœtus pèse maintenant 30 g. Les traits de son visage sont de plus en plus harmonieux même si sa tête reste encore grosse par rapport au reste de son corps. Elle représente encore près d'un tiers du corps. Un peu comme un alien, oui ! Tous les éléments du visage sont présents : yeux, nez, menton, bouche, lèvres...

12e semaine

Maintenant que son système nerveux et ses muscles sont actifs, plus rien ne l'arrête. Malheureusement pour vous, vous ne sentez rien pour le moment. Soyez patiente, ce n'est plus qu'une question de temps avant de vivre cette expérience unique. Nouveauté de ce 3 mois de grossesse : l'apparition des cheveux et des ongles de votre fœtus. Et il est maintenant aussi capable de sucer son pouce !

Astuce

Côté administratif, profitez de ce début de 3e mois de grossesse pour vous mettre à jour. Si ce n'est pas déjà fait par télétransmission depuis le cabinet de votre médecin, envoyez la déclaration de grossesse qu'il ou elle vous a donnée lors de ce premier **examen prénatal** à la CAF et à l'Assurance Maladie.

13e semaine

Votre 3e mois de grossesse touche à sa fin. Grande nouveauté : votre fœtus boit maintenant le liquide amniotique. Veillez donc à varier votre alimentation et à garder une bonne hygiène de vie. En effet, sachez que votre futur bébé ressent le goût à travers **le liquide amniotique**. Votre fœtus continue ainsi sa croissance et atteint presque les 65 g dès la fin de cette semaine.

***

Profitez de cette fin de 3e mois de grossesse pour annoncer la bonne nouvelle à vos proches. Cherchez une façon originale de le faire. Ça tombe bien, on vous en propose plein (voir p. 52) !

***

— COMMENT —
annoncer la nouvelle à votre entourage ?

Traditionnellement, les futurs parents attendent la fin du premier trimestre avant d'annoncer la nouvelle aux autres, car les fausses couches sont plus fréquentes pendant les trois premiers mois. Cependant, certains ne veulent pas attendre pour recevoir les félicitations et le soutien de leurs amis et de leur famille. Choisissez votre moment, mais, quoi qu'il en soit, il est préférable d'annoncer que vous attendez un heureux événement à vos familles et à vos amis proches avant de publier l'information sur Facebook ou Twitter ! Voici quelques annonces plus ou moins classiques...

L'approche traditionnelle

- **Un simple coup de téléphone** à Tata Lucette pour lui annoncer la bonne nouvelle (enfin, elle le savait déjà, puisqu'elle a des dons de médium).

- **Un petit apéro** entre copains avec une bouteille de champagne à la main (que vous ne pourrez même pas boire, zut !).

- **Un entretien** dans le bureau de votre boss avec la phrase qui tue : « Je souhaitais vous informer que je suis enceinte, mon congé maternité commencera début décembre. » Ce n'est peut-être pas le bon moment pour lui annoncer que vous prolongerez par un congé parental d'un an ou que vous souhaitez un quatre cinquième l'année prochaine... Chaque chose en son temps, laissez-lui le temps de digérer l'information. Soyez tout de même prête à répondre aux questions sur la façon dont votre grossesse aura une incidence sur votre rendement au travail et quel congé de maternité vous avez l'intention de prendre.

L'approche Chamallow®

Lors de votre prochaine visite chez vos parents et beaux-parents, apportez des petits chaussons de bébé ou un body/tee-shirt mentionnant le fait qu'ils vont bientôt devenir « papi » ou « mamie ». C'est idéal pour tirer quelques larmes d'émotion aux futurs grands-parents ! Vous pouvez également envoyer une carte postale signée par futur bébé annonçant qu'il arrive d'ici quelques mois, succès garanti ! En revanche, si vous optez pour cette approche,

BON POUR

une journée de digestion de la nouvelle*

★ ★ ★

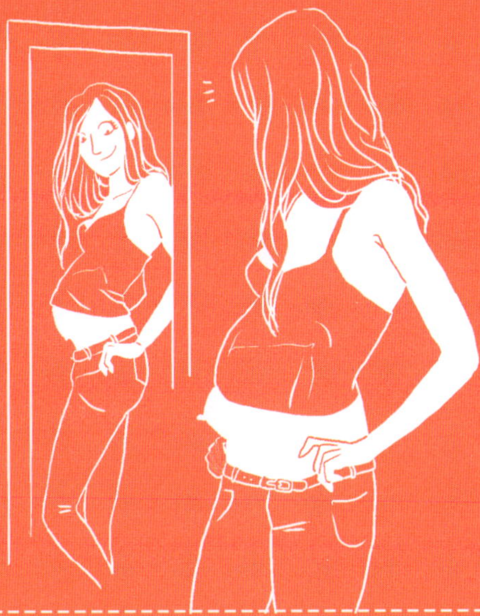

* *Pour ceux qui attendent des jumeaux ou plus, dupliquez le nombre de jours par le nombre de fœtus.*

pensez à apporter vous-même le courrier (prétendument trouvé devant leur porte) : vous serez sûr de pouvoir partager ce moment avec eux et les embrassades qui vont avec. Vous pouvez aussi vous amuser à faire un montage photo ou, pour les plus geeks d'entre vous, vous mettre en scène sur une vidéo et l'envoyer par mail.

L'approche digitale

Si vous avez un compte Facebook ou Twitter, vous pouvez partager la nouvelle avec le reste du monde en publiant une annonce de grossesse ou une photo de vous-même montrant l'évolution de votre petit bidou. Certains couples choisissent parfois de partager une photo de l'échographie, ça en dit long... Gardez à l'esprit qu'une fois l'information publiée, il n'y aura plus moyen de la contrôler. Enfin, n'annoncez pas que vous êtes enceinte jusqu'à ce que vous soyez vraiment prête à ce que tout le monde soit au courant.

LA PREMIÈRE
échographie

ACTE 1,
DANS LA SALLE D'ATTENTE

10h20 : un autre couple attend également son tour.

La future maman : Ça fait 20 minutes de retard déjà, non mais qu'est-ce qu'il fait le gygy, bon sang ? Je ne tiens plus en place, là !

Le futur papa : Arrête d'être impatiente et de stresser, chérie, on va bientôt le voir, notre petit bout. Je suis sûr que tout va bien...

La future maman : Non, là, je m'inquiète plus pour ma vessie à vrai dire ! Elle va exploser... C'est pas humain d'avaler 1,5 litre et de se retenir pendant 2 heures...

10h35 : toujours dans la salle d'attente

La secrétaire : Je suis désolée, Madame et Monsieur, mais le Dr Harry Vrapa en a encore pour 5 minutes à peu près. Je vous invite à regarder les brochures « Comment foirer sa grossesse en 5 leçons » et « 5 méthodes pour perdre ses 30 kg de grossesse » en attendant que la consultation précédente se termine. Au fait, Madame, vous n'avez pas oublié de boire, j'espère ? Non, parce que c'est très important pour que l'échographie se déroule au mieux.

ACTE 2,
DANS LA SALLE DE CONSULTATION

Le gygy : Bon, bah, voilà, on y est... On va la faire, cette première écho ! Et par la même occasion, nous allons vérifier que votre petite merveille n'a pas 3 bras et 2 têtes (blague de gynécologue vraiment foireuse). Madame, déshabillez-vous et installez vos pieds dans les étriers pour que je puisse vous ausculter.

La future maman, *rouge de honte :* Ah bon ? Mais vous ne me faites pas une écho sur le ventre comme dans les films ?

Le gygy : Nous ferons une échographie abdominale ensuite, mais comme il est peu probable que je voie bien, je préfère vous insérer cette sonde (de 15 cm, qui ressemble étrangement à un vibromasseur). Ne vous inquiétez pas, cela ne va pas vous faire mal (mensonge de gynécologue #1).

Elle commence à écarter les jambes nerveusement et regarde son mari avec terreur. Elle sent que le drame va arriver...

Le papa regarde la sonde et commence à blêmir. Il vendrait sa mère pour que sa femme lui demande de sortir 5 minutes, le temps que ÇA soit mis en place sans y assister.

La future maman, *chuchotant au futur papa :* Je suis tellement heureuse que tu sois là, c'est tellement important pour moi, de partager ce moment avec toi !

Le futur papa prie intérieurement pour que le gynéco recouvre au moins les parties intimes de sa femme avec un drap afin qu'il ne voie pas le truc ÉNORME qui va passer sous ses yeux.

Le gygy met du gel et un préservatif sur la sonde et l'enfonce à l'intérieur du vagin de la femme. Chacun retient sa respiration. La tension est à son comble.

Les futurs parents entendent battre le cœur du bébé. Des larmes de joie et de confusion leur montent aux yeux. Ils prennent conscience qu'un petit habitant grandit parfaitement et se transforme dans ce corps si étroit. Quelques mois les séparent de ce grand bonheur : bientôt, ils seront parents !

Afin d'accrocher son lectorat, l'auteur a décidé de vous passer les détails médicaux (de toute façon, nous n'y comprenons jamais rien...).

Le gygy : Eh bien, c'est un beau petit bébé que vous nous avez fait là... Pour moi, tout se passe bien. Donc nous nous reverrons pour la deuxième écho vers le 5e mois. Vous prendrez rendez-vous avec ma secrétaire en partant.
Ça fera 120 €, s'il vous plaît !

11 h 15... Les futurs parents sortent du cabinet avec une photo de la plus belle chose qu'ils aient jamais vu. La future maman n'est toujours pas allée faire pipi... mais elle a oublié, elle s'en fout, elle est juste heureuse !

CHAPITRE 3

LE DEUXIÈME TRIMESTRE

Très en formes !

Après les trois premiers mois (pénibles) de grossesse, vous commencez à vous habituer à l'idée que dans quelques mois, vous tiendrez un petit bout de vous dans les bras. Ce second trimestre ne laissera plus place au doute, vous avez une brioche au four, un polichinelle dans le tiroir, vous êtes en cloque et ça se voit (vous pourrez encore tricher en hiver sous votre doudoune). Future maman ou futur papa, ça y est, vous commencez à réaliser. Bébé quant à lui commencera à prendre sa place et s'entraînera pour le casting du prochain « Danse avec les stars »... Et il a toutes ses chances ! Le second trimestre est souvent considéré comme la période la plus agréable de la grossesse, profitez-en ! Pour la maman, les nausées des trois premiers mois ont (généralement) disparu ; pour le papa, plus besoin de gérer les montagnes russes hormonales de madame... Sans compter que les grosses galères de fin de grossesse sont encore loin !

— 4ᴱ MOIS DE GROSSESSE —

Ce que vous ressentez physiquement

Vous êtes désormais sujette aux ballonnements et aux brûlures d'estomac. Eh oui, quand un symptôme disparaît, un autre arrive ! Cela est dû à la montée de votre utérus vers votre nombril et n'a rien à voir, comme le dit souvent la légende, avec le fait d'avoir un bébé chevelu ou non.

Dès le début de ce 4ᵉ mois de grossesse, vous constatez des pertes blanches plus importantes qu'à l'ordinaire. Surveillez de près votre vessie et guettez tout signe d'infection urinaire.

Vous commencez par ailleurs à ressentir les « bienfaits » de la grossesse. Votre ventre s'arrondit et vos ongles, votre peau et vos cheveux resplendissent. Vous êtes rayonnante ! En revanche, on constate généralement vers le milieu de ce 4ᵉ mois de grossesse la réapparition de coups de fatigue. Profitez des instants de calme pour essayer de vous reposer.

C'est le moment tant attendu de nombreuses femmes enceintes : vous commencez à sentir votre bébé bouger à l'intérieur de vous. Au début, ça chatouille l'intérieur du ventre. Peut-être même avez-vous de petites contractions.

Ce 4ᵉ mois de grossesse peut se terminer sur une note peu joyeuse : l'apparition des hémorroïdes !

Astuces

Il est possible d'observer dès ce 4ᵉ mois de grossesse l'apparition d'un masque de grossesse, de petites taches brunes sur le visage. Pour le prévenir, pensez à bien vous protéger du soleil.

Contre les crampes et les varices parfois présentes, pensez à surélever vos jambes et à finir votre douche par un jet d'eau froide sur cette partie de votre corps.

Votre bébé lors du 4ᵉ mois de grossesse

14ᵉ semaine

Votre fœtus sait déjà faire une multitude de choses. En effet, il peut avaler sa salive, serrer son poing et même bouger ses lèvres. Sa peau, très fine et quasiment transparente, est sensible : votre futur bébé commence à développer son sens du toucher.

15ᵉ semaine

Votre fœtus prend peu à peu forme humaine. Ses cils et sourcils ont même commencé à pousser ! Autre grande étape de son développement : son ouïe se développe ! Il peut maintenant entendre la voix de ses parents et même de la musique.

16e semaine

Dès la moitié de ce 4e mois de grossesse, des empreintes digitales apparaissent au bout des doigts de votre fœtus ! D'autre part, ses petites oreilles sont maintenant visibles.

17e semaine

On peut apercevoir ses vaisseaux sanguins. Son système digestif se met peu à peu en place et l'intestin de votre fœtus se remplit de méconium – un excrément accumulé dans les intestins et qui constitue les premières selles du nouveau-né au cours des premiers jours qui suivent sa naissance.

18e semaine

Après avoir développé son sens de l'odorat, du toucher et de l'ouïe, c'est aujourd'hui avec son sens du goût qu'il fait d'énormes progrès. En effet, dès la fin de ce 4e mois de grossesse, votre fœtus est capable de reconnaître l'amer, le sucré, le salé et l'acide. Il pèse près de 250 g et mesure environ 20 cm.

Astuces

Papa peut parler à bébé et vous pouvez l'initier à la musique que vous aimez soit en mettant le son dans la pièce où il se trouve, soit en mettant des écouteurs sur votre ventre ! Créez-vous des playlists pour l'occasion avec vos chansons préférées – il existe des versions berceuses de beaucoup de chansons emblématiques (*Rockabye Baby*). Et si vous lui faisiez découvrir les plus grands tubes de rock ?

Profitez de votre sexualité de femme enceinte ! En effet, la fin du 4e et le début du 5e mois de grossesse sont les moments parfaits pour retrouver son corps et son couple. Les nausées et petits maux de grossesse se sont apaisés et votre bidon n'est pas encore trop envahissant... Profitez-en pour vous faire plaisir sans craindre pour bébé ! En effet, bercé dans le liquide amniotique, il ne ressentira rien (voir p. 68) !

— AVANT T'AVAIS LA CLASSE —
maintenant, t'es enceinte

Avant, tu portais des chaussures à talons 12 cm. Maintenant, tu ne jures que par des ballerines ou des tongs que tu n'as pas à enfiler.

Avant, tu portais de la belle lingerie en dentelle. Maintenant, tes seins ont doublé de volume et tu as acheté des soutiens-gorge de maintien qui ressemblent à ceux de Tata Lucette (que tu pourras aussi utiliser si tu allaites, petite maligne) et des culottes en coton antisexe.

Avant, tu portais des jeans taille basse. Maintenant, tu portes des jeans avec un élastique sur le ventre, aucun risque qu'on voie ton nombril ! Ce qui n'est pas le cas de la nana qui se pavane devant toi et dont tu vois l'admirable raie des fesses...

Avant, tu portais des petits hauts moulants. Maintenant, tu portes toujours les mêmes petits hauts moulants, mais ta poitrine explose dedans et ton ventre menace de faire craquer les coutures ; il va bientôt falloir acheter des tuniques plus amples !

Avant, pour dormir, tu étais nue ou en nuisette sexy. Maintenant que ta nuisette ressemble à un tee-shirt, tu as opté pour les pyjamas de grossesse en pilou, tellement confortables !

Avant, tu portais des jupes crayons serrées à la taille qui épousent les hanches. Maintenant, tu portes des jupes évasées pour ne pas qu'on remarque que tu as pris des fesses. « Non, je vous jure que c'est à la mode ! »

Avant, tu portais les bijoux que tu recevais à ton anniversaire (et même quand ton mec se plantait, tu les mettais pour ne pas le vexer). Maintenant, tu portes un bola de grossesse, une sorte de pendentif au doux bruit de clochette censé calmer bébé. Dès que tu oses bouger de ton canapé, tu ressembles presque à un renne de Noël.

Avant, tu portais des bottes en cuir avec fermeture Éclair. Maintenant que tu fais de la rétention d'eau et que tes mollets ont enflé, tu portes des bottes fourrées qui s'arrêtent au-dessus de la cheville. C'est moche, mais c'est chaud ! Mais c'est moche ! Mais c'est chaud... !

Avant, tu portais une petite veste en cuir cintrée. Maintenant, tu portes une espèce de blouson qui ressemble à celui de ton mec version tente Quechua.

Avant, tu portais des bikinis fluo, voire tu osais le trikini zébré. Maintenant, tu fais péter le maillot une pièce sur la plage, couleur passe-partout.

RIP

MON JEANS TAILLE 38

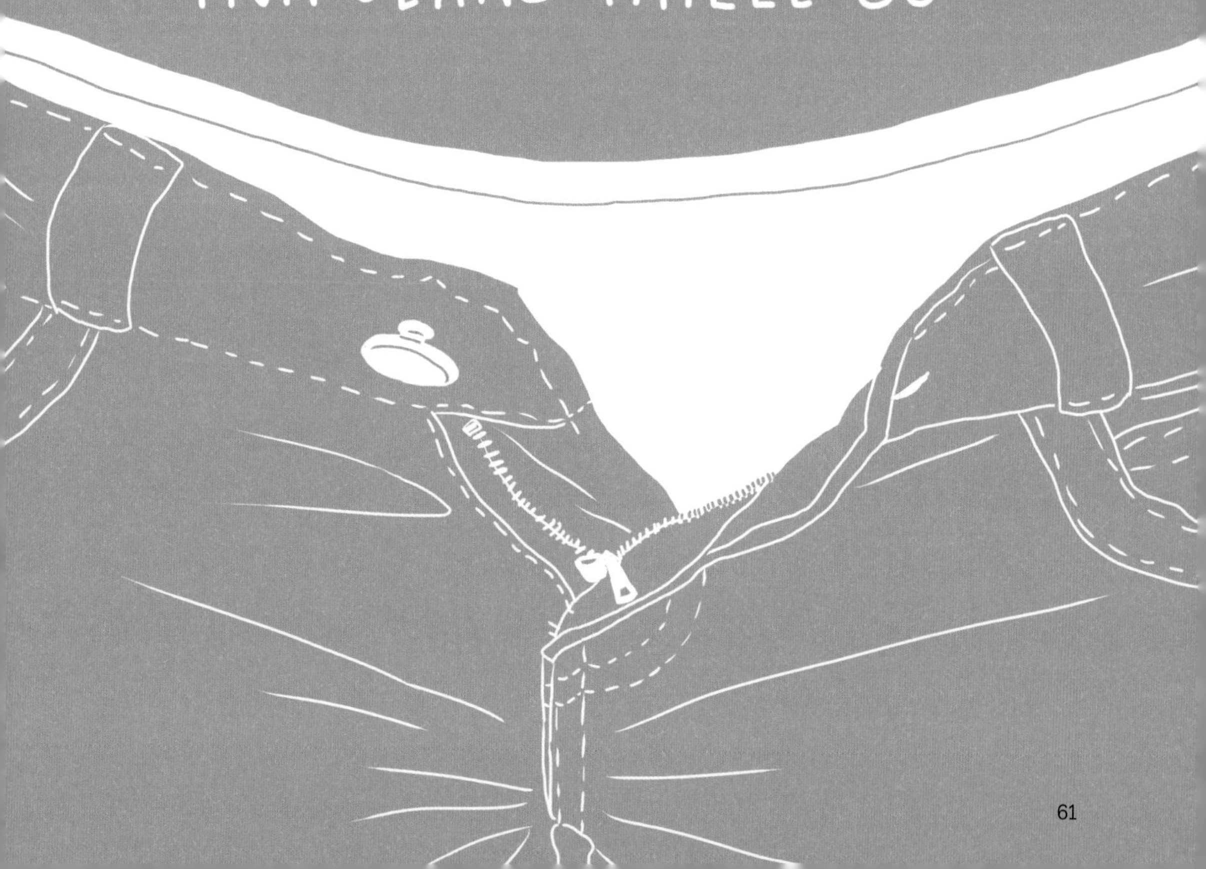

VOUS ÊTES ENCEINTE
et ça se voit…

Ça y est, on y est ! Plus de doute, vous attendez un enfant, et enfin, ça se voit ! D'ailleurs, tout le monde n'arrête pas de vous le dire, vous êtes RES-PLEN-DI-SSANTE ! Vous pouvez désormais user et abuser de votre statut de femme enceinte ! Mais pas n'importe comment… Il y a des filons qu'on se refile de femmes à femmes. Les voici.

Vous prenez les transports en commun (même aux heures de pointe)

Ouuuuh, j'en vois au fond du wagon qui font déjà la moue parce qu'on n'a pas remarqué leur petit bidon… Encore debout ? Alors on exhibe fièrement, on se cambre, on se touche le ventre… Normalement, vous ne devriez pas tarder à vous installer « confortablement » sur le siège qui ne supporte qu'une de vos deux fesses. Et si, au bout de deux stations, personne n'a eu l'amabilité de vous céder sa place, on dégaine son téléphone portable et on parle à voix haute… « Non, bof, j'ai pas mal de contractions cet après-midi, je suis fatiguée. » Et on attend… et on regarde ! Une fois assise, on toisera les autres passagers souffrir en silence dans la moiteur compressée du métro et on fera bien semblant d'avoir des contractions.

Vous vous goinfrez sans culpabiliser

« Mais oui, ressers-moi de cette délicieuse bûche à la nougatine et aux deux chocolats… Dites, il reste aussi des petits-fours ? » La femme enceinte justifie ses orgies par le fait qu'elle doit « manger pour deux ». Ce qui est médicalement faux. Mais qui aurait l'audace de vous désavouer, franchement, à part votre gynécologue et votre balance ?

Vous vous faites chouchouter

Petit déjeuner au lit, coussin d'allaitement sous le dos, massages des pieds, siestes de 2 heures… Tout est permis pour vous soulager. Jouez de votre situation et n'hésitez pas à en rajouter : mari, famille, amis, belle-mère, tout le monde doit être aux petits soins pour vous et votre nombril (au sens propre comme au figuré).

Vous dissimulez votre addiction, ni vu ni connu

La vue d'un Mars® glacé provoque en vous un émoi digne des apparitions de Ryan Gosling au cinéma ? Vous souffrez probablement de marsophilie. Ne vous inquiétez pas, cette addiction passera

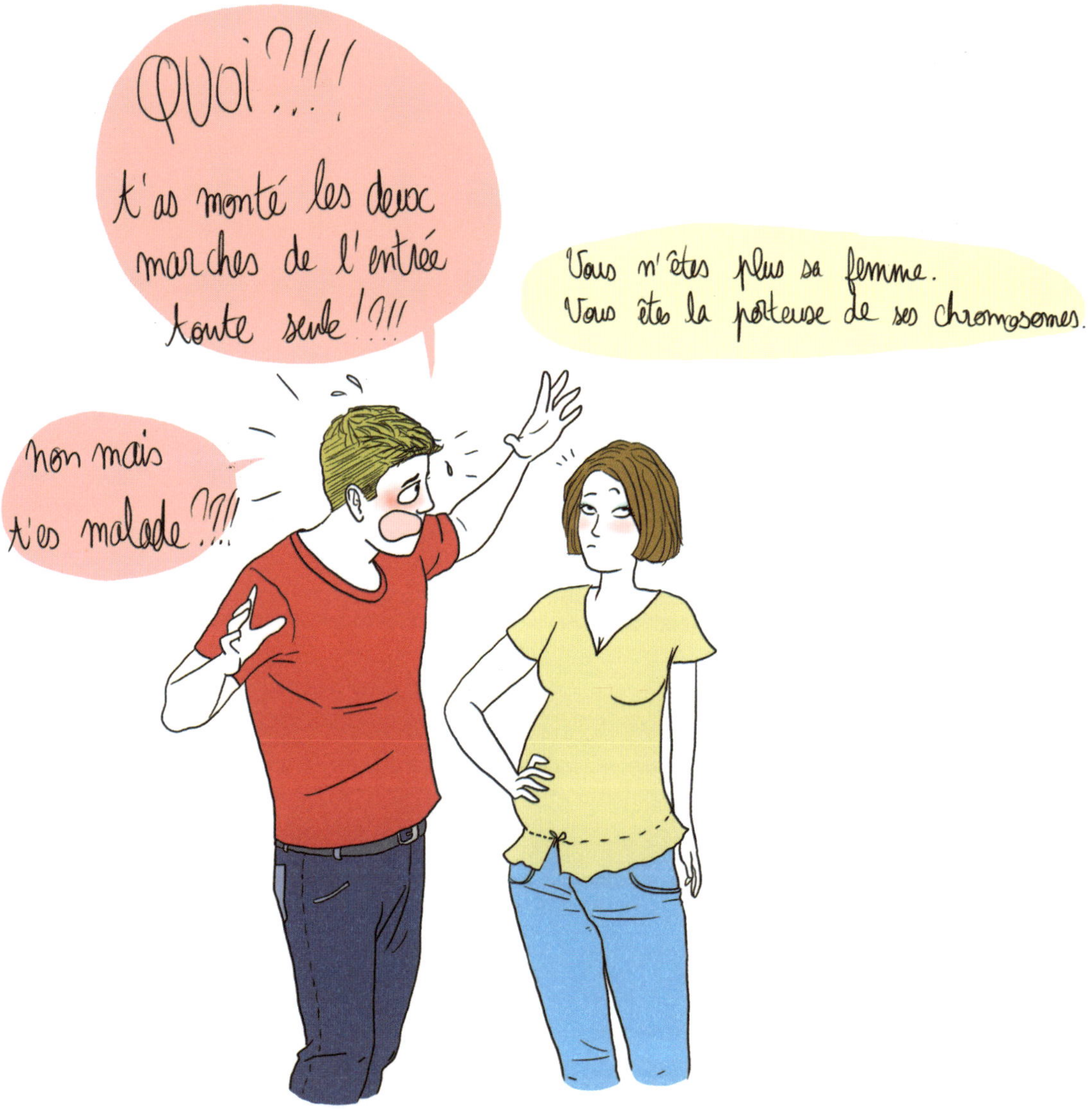
QUOI ?!!!
t'as monté les deux marches de l'entrée toute seule !?!!
non mais t'es malade ?!!!
Vous n'êtes plus sa femme.
Vous êtes la porteuse de ses chromosomes.

inaperçue et sera totalement justifiée par votre état actuel ! Votre cher et tendre ne verra donc (presque) aucun inconvénient à aller chercher l'objet de votre « folle envie » : « Mais, c'est pas pour moi, chéri, c'est pour le bébé... Il en veut ! »

Vous ferez du shopping

Si c'est votre premier bébé, vous aurez le droit de faire chauffer la Carte Bleue : deux gigoteuses, deux turbulettes... « Comment ça, c'est pareil ? Ah bon ?! »

> Bref, PROFITEZ de votre statut d'emmerdeuse légitime... Mais attention, ça ne dure qu'un temps !

LES 25 PRÉDICTIONS DE TATA LUCETTE

sur le sexe de votre enfant

Sur le coup, on s'est dit que Tata Lucette était totalement barjo. Puis on a fini par penser que, finalement, pendant les premiers mois de grossesse, on a du temps à tuer... Alors on a décidé de rendre hommage à ses lumières en vous donnant toutes ses méthodes naturelles (surnaturelles) pour connaître le sexe de votre bébé. Texte à prendre avec humour en même temps que votre café le matin. Voici 25 astuces à tester... qui restent à prouver et à approuver...

1 — Dis-moi comment est ta libido

Si votre libido est au ras des chaussettes, il est probable que vous attendiez un garçon ; si vous êtes plutôt « girl on fire » pendant votre grossesse, alors c'est une fille.

2 — Dis-moi comment vont tes poils

Si vos poils repoussent rapidement pendant votre grossesse, vous attendez un garçon ; en revanche, si vos poils se font languir (et c'est tant mieux), c'est une fille !

3 — Dis-moi comment sont tes nausées matinales

Si vous avez envie d'emménager dans vos toilettes chaque matin pour gagner du temps, alors c'est une fille ; si vous êtes épargnée, c'est un garçon (après avoir eu deux garçons et des mois à avoir des nausées, je reste perplexe sur les prédictions de Tata Lucette...).

4 — Dis-moi de quel côté tu es la plus lourde

Si vous vous sentez lourde du côté gauche, c'est un garçon. Mais si c'est du côté droit, alors c'est une fille. Et si vous êtes lourde de partout, ça veut dire que vous attendez des faux jumeaux ?

5 — Dis-moi comment va la lune

S'il y a eu un changement de lune trois jours avant ou trois jours après la naissance de votre précédent chérubin, le prochain enfant n'aura pas le même sexe. Sinon, ce sera un loup-garou !

6 — Dis-moi ce que ton enfant a dit en premier

Si le premier mot qu'a prononcé votre enfant précédent est « maman », le bébé suivant sera une fille. En revanche, si c'était « papa », ce sera un petit mec. Et s'il a dit « caca », bah... on vous laisse envisager le pire.

7 Dis-moi comment sont tes mamelons

Petit exercice : mettez vos mains sur les hanches (oui, voilà, comme quand vous êtes énervée parce que votre enfant vous défie en lançant son bol de coquillettes par terre). Regardez comment sont vos pouces. Si vous les avez sur le ventre, c'est un garçon ! Vers le dos, c'est une fille ! Et voilà, maintenant que vous avez lu ça, vous êtes fichue, vous ne pourrez plus faire ce geste naturellement.

8 Dis-moi comment sont tes pouces

Si vos mamelons ont foncé pendant les premiers mois de grossesse, c'est un garçon. S'ils ne changent pas de couleur, c'est une fille. Et s'ils doublent de taille, c'est un alien ?

9 Dis-moi comment tu ramasses le mouchoir

Lancez un mouchoir (dans certaines tribus, ça pourrait être considéré comme un sport extrême). Si, pour le ramasser, vous avancez le pied droit en premier, alors c'est un garçon ; si c'est le gauche, c'est une fille.

10 Dis-moi comment est ton pipi

Si vos urines sont jaune pâle, c'est un garçon ! Jaune foncé, c'est une fille ! Sinon, pour la question glamour, on repassera plus tard !

11 Dis-moi si tu sais bien calculer

Additionnez votre âge lors de la conception et le chiffre du mois de la conception. Si le résultat est pair, c'est un garçon ; impair, c'est une fille.

12 Dis-moi si tu ressembles à une calculatrice

Si des boutons d'acné apparaissent sur votre dos et votre cou, c'est une fille ; si vous n'observez pas de changement, c'est un garçon.

13 Dis-moi comment sont les cheveux de ton petit dernier

Si les cheveux de votre premier enfant forment une pointe (un V) dans la nuque, le petit nouveau sera du sexe opposé ; sinon, du même sexe.

14 Dis-moi comment est ton ventre

Si vous portez une fille, votre ventre aura la forme d'un melon d'eau et bébé sera positionné dans le haut de votre ventre ; si vous êtes enceinte d'un garçon, votre ventre sera plus bas, pointant vers l'avant et rond comme un ballon.

15 Dis-moi ce que fait le sel

Mettez du sel sur votre poitrine. S'il fond, ce sera une fille ; sinon, ce sera un garçon.

16 Dis-moi si le futur papa fait une couvade

Le père prend autant de poids que vous durant la grossesse ? Vous attendez un garçon. Sinon, ce sera une fille. Et sinon, n'oubliez pas de le mettre au sport !

17 Dis-moi ce que font tes jambes

Ramassez un objet au sol sans faire attention à la façon dont vous vous baissez (sport de compet'). Si vous vous baissez les jambes écartées (de façon classe,

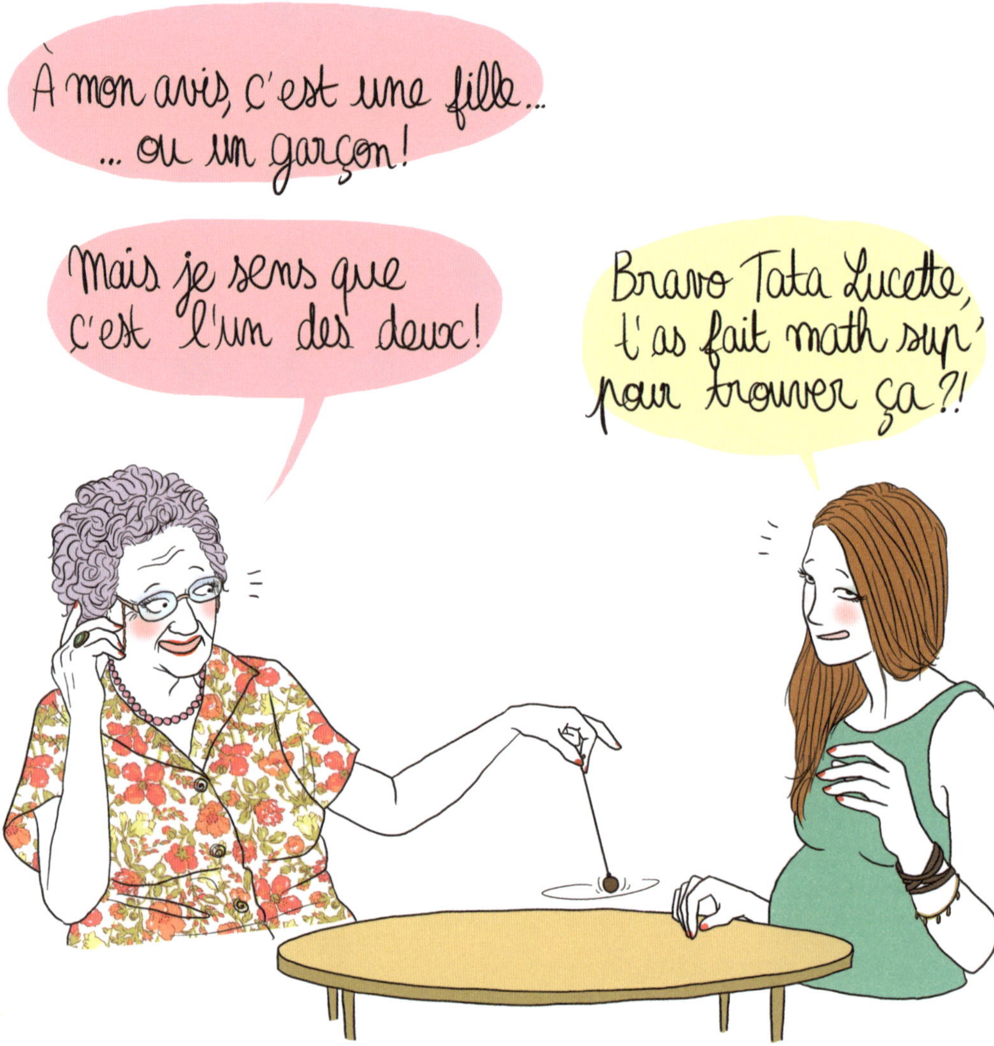
À mon avis, c'est une fille... ... ou un garçon !
Mais je sens que c'est l'un des deux !
Bravo Tata Lucette, t'as fait math sup' pour trouver ça ?!

quoi), c'est une fille ; si vous vous baissez les jambes droites, c'est un garçon.

18 Dis-moi ce que fait le pendule

Prenez un de vos cheveux et une de vos bagues. Passez le cheveu comme un fil dans votre bague. Mettez le pendule ainsi formé au-dessus de votre ventre. Si ça tourne, c'est une fille ; si ça balance, c'est un garçon.

19 Dis-moi comment est ta peau

Si la peau de vos mains est sèche, alors c'est un garçon ; si c'est celle de votre visage, alors c'est une fille.

20 Dis-moi comment sont tes envies

Si vous avez des envies irrésistibles d'aliments sucrés, alors c'est une fille ; si, en revanche, vous ne jurez que par les aliments salés, c'est un garçon.

21 Dis-moi quels produits laitiers tu consommes

Si vous consommez plus de produits laitiers qu'avant votre grossesse, alors c'est un garçon ; si vous n'avez pas changé ces habitudes alimentaires, alors c'est une fille.

22 Dis-moi comment est la ligne brune

Si la ligne brune verticale dépasse le nombril, vous attendez une fille ; sinon, c'est un garçon.

23 Dis-moi comment est ton blanc d'œil

Si le blanc de vos yeux est légèrement jaune, alors vous attendez une fille ; s'il est bien blanc, il s'agit d'un garçon.

24 Dis-moi comment bat ton cœur

Si vous avez des battements de cœur rapides (plus de 140 pulsations par minute), alors c'est une fille ; sinon, c'est un garçon.

25 Dis-moi comment tu dors

Si votre oreiller pointe vers le nord quand vous dormez, vous êtes enceinte d'un garçon. Si votre oreiller pointe vers le sud, vous seriez plutôt enceinte d'une petite fille.

Et vous, quelle prédiction s'est avérée ou a été totalement fausse ?

____

____

____

PETIT KAMA-SUTRA
de survie

Arborer fièrement la proéminence de son bidou en public, c'est cool !
Mais dans l'intimité, ça complique un peu les choses. Fini les ébats impulsifs et sauvages :
la femme se fatigue vite, la ceinture abdominale a dit « bye, bye »,
ce gros ventre obstrue le bon déroulement de l'affaire et le mâle considère
sa femelle gestante comme une chose fragile, le précieux écrin de ses chromosomes.
Il faut donc s'adapter et revoir son Kama-sutra ordinaire.
Pour optimiser votre sexualité, voici quatre positions réalisables,
testées et approuvées par les auteures !

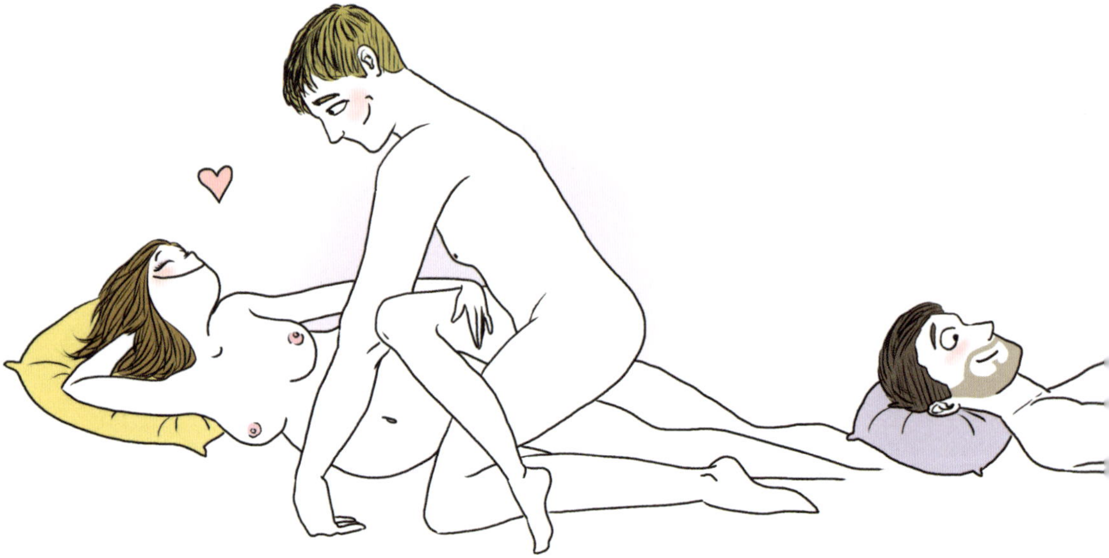

l'offrande secrète de la baleine échouée

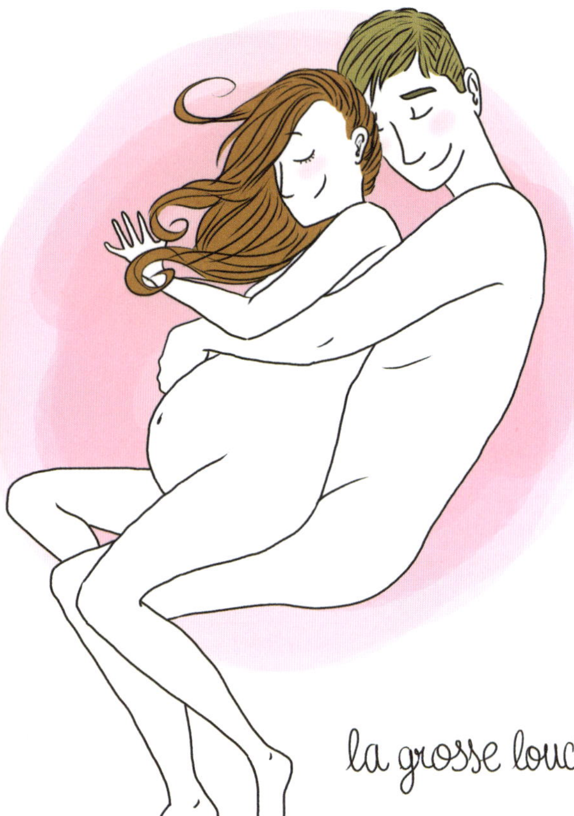

la grosse louche

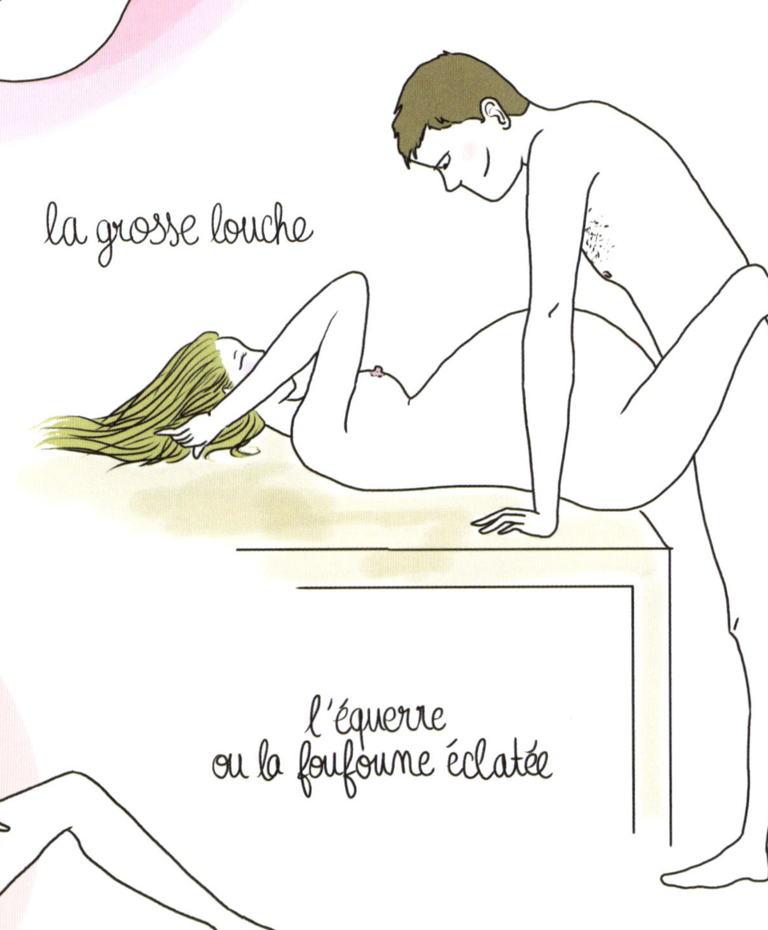

l'équerre
ou la foufoune éclatée

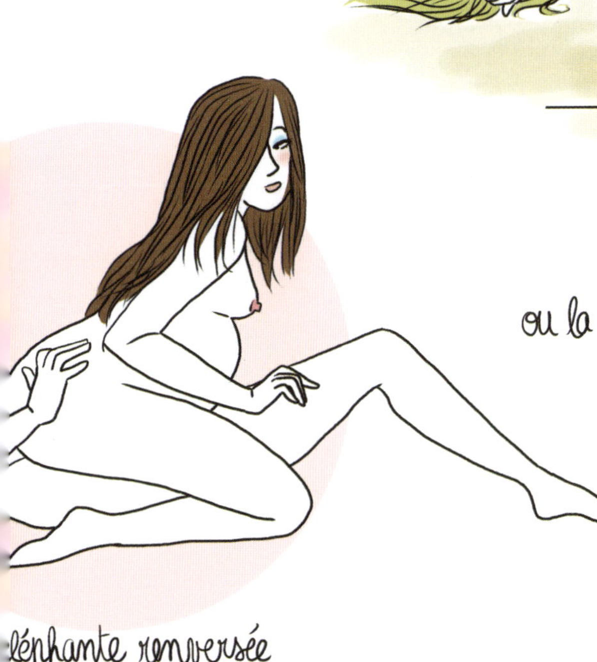

léphante renversée

5ᴱ MOIS DE GROSSESSE

Ce que vous ressentez physiquement

Dès ce début de 5e mois, vous pouvez avoir des problèmes de circulation. Rien d'étonnant, 25 % de votre masse sanguine est consacrée à l'alimentation de votre fœtus via le placenta. Vous risquez par ailleurs de manquer de fer, attention à l'anémie ! Provoquée par une carence en fer, l'anémie est à l'origine de fatigue, d'un teint pâle et d'essoufflements.

Votre bébé lors du 5e mois de grossesse

19e semaine

Votre fœtus ne cesse de dormir. Eh oui, sa croissance le fatigue et il a besoin de se reposer près de 20 heures par jour ! Malheureusement pour vous, ses heures de sommeil ne sont pas calées avec les vôtres. Résultat : il n'est pas rare qu'il bouge en plein milieu de la nuit et vous réveille. Son système immunitaire commence à se développer et ses premiers globules blancs apparaissent.

20e semaine

Votre fœtus pèse environ 400 g et mesure 23 cm. Ses muscles sont de plus en plus puissants et chacun de ses membres bouge : il peut se retourner aisément et faire des galipettes dans votre ventre.

21e semaine

Votre fœtus bouge de plus en plus et réalise en moyenne entre 20 et 60 mouvements par demi-heure. Normal que vous n'en puissiez déjà plus ! Il entend de mieux en mieux et peut même réagir aux sons que vous produisez. Il commence à produire des globules rouges.

22e semaine

L'organisme du fœtus commence à réguler son taux de sucre dans le sang car son pancréas sécrète désormais de l'insuline. Même s'il grossit, ses réserves de graisse demeurent limitées. Et sa peau est encore fripée : elle s'étirera à mesure qu'il prendra du poids.

La croissance de votre fœtus commence cependant à ralentir. Il atteint aujourd'hui environ 26 cm et pèse près de 550 g. Il devrait prendre encore une vingtaine de centimètres durant les quatre mois restants de grossesse. Sa peau est toujours fripée et est recouverte de vernix caseosa, une crème qui le protège dans le liquide amniotique.

Astuces

Ces dernières semaines, les sens de votre fœtus se sont bien développés. Pour l'aider dans son évolution, profitez de ce 5e mois de grossesse pour le stimuler en caressant votre ventre ou en lui parlant doucement. Testez le chant prénatal.

Pensez à choisir les bons aliments et à manger des produits riches en fer !

1. Le cumin : 66 mg pour 100 g.
2. Le thym : 30 mg pour 100 g.
3. La spiruline : 28,5 mg pour 100 g.
4. Le sésame : 16,6 mg pour 100 g.
5. Le soja : 15,7 mg pour 100 g.
6. Le chocolat noir : 10,7 mg pour 100 g.
7. Les noix de cajou : 6 mg pour 100 g.
8. Les pignons de pin : 5,5 mg pour 100 g.
9. Les graines de tournesol : 5 mg pour 100 g
10. Les haricots rouges : 5 mg pour 100 g

Les amis
de la grossesse

Entourez en vert les amis de la grossesse
et en rouge ses ennemis.

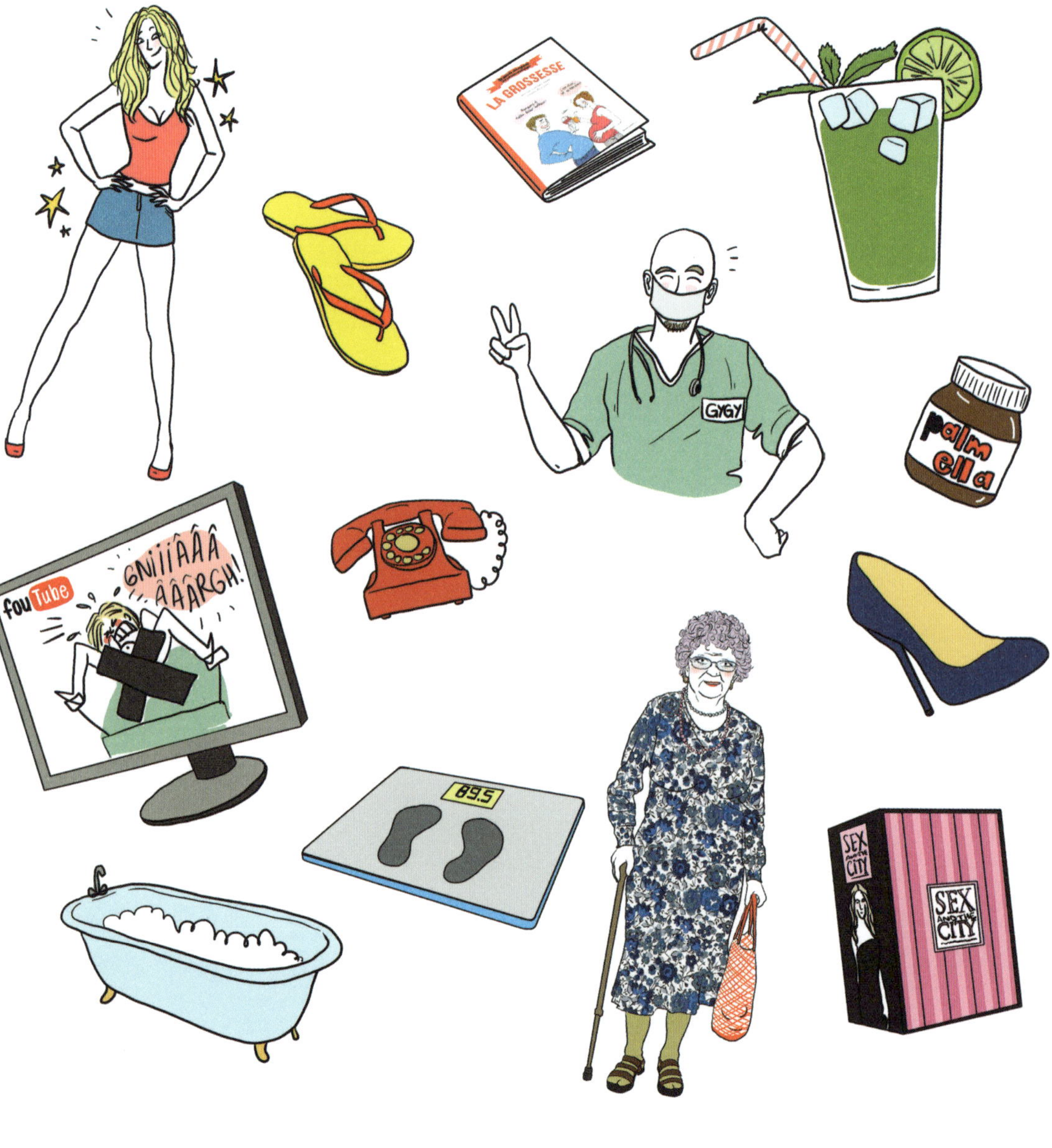

Réponses ! Amis : *tongs, gynéco,* Le guide décapant des parents imparfaits, *Nutella®, coffret séries TV de filles, baignoire, téléphone.*
Ennemis : *vidéos d'accouchements sur Internet, bonnasse taille 36, pèse-personne, Tata Lucette, mojitos, chaussures à talons.*

— COMMENT STIMULER —
bébé in utero et communiquer avec lui

Neuf mois, c'est long ! Et sur la fin, ça peut même paraître trooooooop long. Mais la vie est bien faite, car ces neuf mois permettront à certains de se faire à l'idée d'avoir un enfant, à d'autres de s'organiser pour ce grand chamboulement. Bref, vous avez neuf mois pour enfiler votre costume de parent, celui qui ne vous quittera plus pendant les 50 prochaines années (les emmerdes qui vont avec comprises, rassurez-vous !). Évidemment, grâce à la première échographie, vous avez déjà une petite idée de ce à quoi ressemblera votre bébé (cf. la photo de l'écho placardée sur le frigo qui montre que bébé aura clairement le nez de Tata Lucette), mais ça reste une image fantasmée. Vous projetez dès maintenant un grand avenir (le Goncourt en 2046) et pourtant, vous ne le connaissez pas encore. Vous aimeriez déjà pouvoir le voir en vrai, le toucher, lui parler, mais il faut encore patienter quelques mois avant la rencontre. Pour autant, dès le 4e mois, vous avez la possibilité de tisser un lien affectif avec lui et de communiquer de différentes façons pour que chacun, que ce soit maman, bébé ou papa, découvre l'autre. Même s'il est encore caché bien au chaud dans le ventre de sa maman, le bébé expérimente déjà ses différents sens et vit dans un monde fait de perceptions.

Vous pouvez pratiquer l'haptonomie en couple

Attention, pour cette pratique, il faudra être « aware » façon Jean-Claude Van Damme et avoir le sens de l'interprétation pour savoir ce que bébé cherche à dire derrière chaque coup de pied. Cette discipline peut s'expérimenter en couple avec l'aide d'une sage-femme à partir du 4e ou du 5e mois de grossesse, dès que la maman commence à sentir bébé bouger. Elle pourra ensuite être pratiquée à la maison et sera d'une aide précieuse en tant que préparation à l'accouchement. Elle consiste à établir un contact avec le bébé par le « toucher affectif » et diverses pressions légères qui permettent de bercer, jouer ou inviter bébé à se déplacer. En haptonomie, la voix est aussi importante que les gestes, car elle guide bébé. Cette technique peut être vraiment pratique pour dire à bébé d'enlever le pied des côtes de maman.

Vous pouvez expérimenter le chant prénatal

Si chanter pendant la grossesse permet à la future maman de se détendre — ce n'est pas le cas de la voisine, qui rêvera de vous arracher les cordes vocales à la pince à épiler —, elle apaise également bébé. En modulant votre voix, en travaillant sur la résonance ou encore sur le souffle, vous pourrez alors faire vibrer différentes zones de votre corps, à défaut de pouvoir encore les bouger. Dès le 2e mois de grossesse,

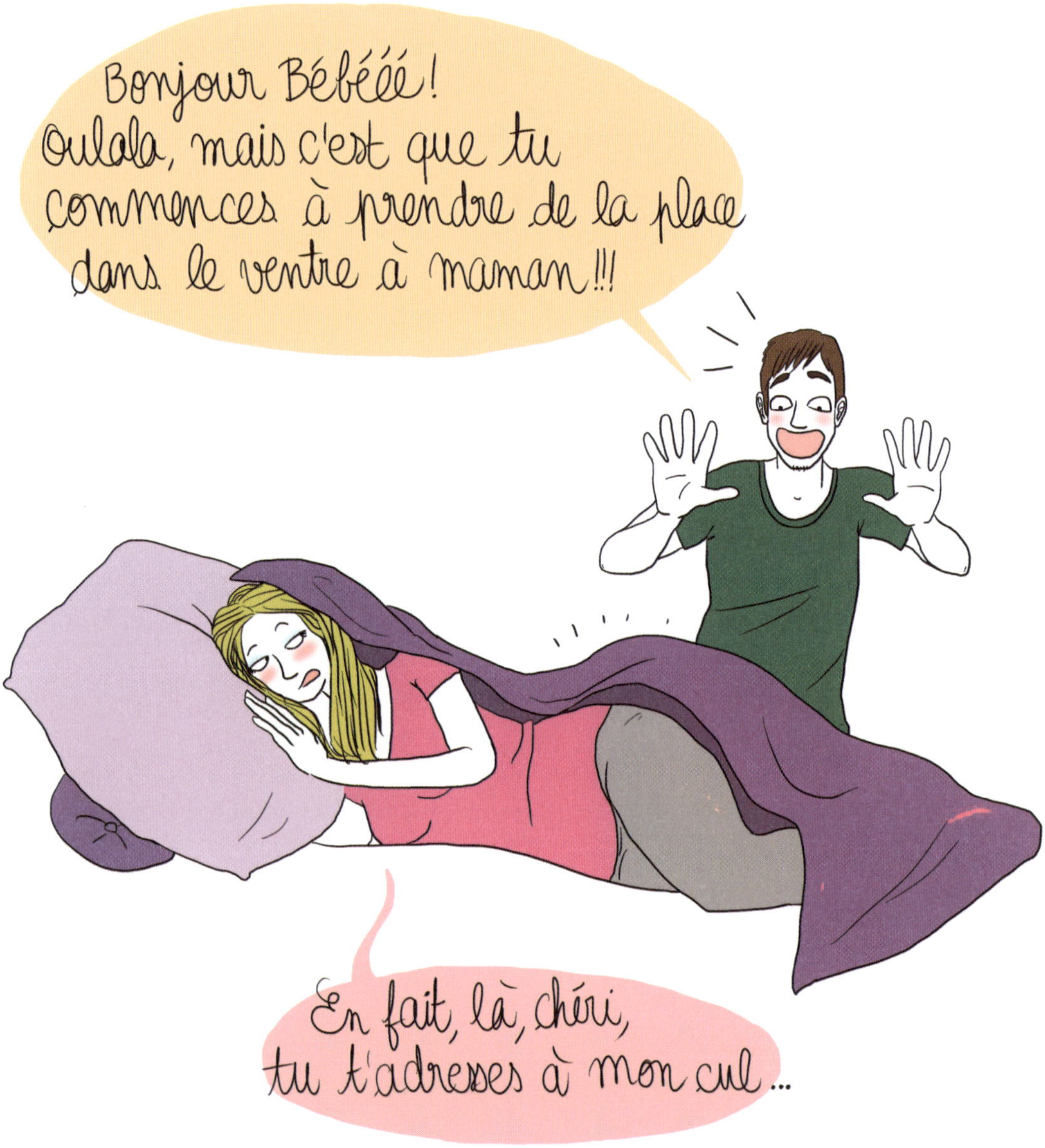
Bonjour Bébééé ! Oulala, mais c'est que tu commences à prendre de la place dans le ventre à maman !!!
En fait, là, chéri, tu t'adresses à mon cul...

bébé « sent » les sons, mais il ne les entend qu'à partir du 5e mois. Commencer à chanter dès ce moment-là vous permettra de lui transmettre des émotions en entamant avec lui un dialogue (auquel il pourra répondre en jouant de la batterie avec vos intestins). Peu importe que maman ou papa ait une voix de casserole, bébé n'est pas aussi regardant que le jury de *The Voice* et vous choisira tous les deux dans son équipe, c'est sûr !

Vous pouvez parler à votre bébé

Méthode à éviter en pleine rue ou dans les transports en commun ! Vu de l'extérieur, parler à un ventre peut sembler quelque peu étrange. Dès le 5e mois, pourtant, bébé entend, de façon certes très atténuée, les sons provenant de l'extérieur. L'intérêt de la voix de maman est double, car le bébé la perçoit de l'extérieur, mais aussi de l'intérieur. Habitué aux intonations de sa mère, le bébé est alors rassuré lorsqu'il l'entend s'adresser à lui. C'est le moment de lui raconter votre journée passionnante : maman s'est levée, elle a mangé, elle a regardé la télé, elle s'est couchée, elle a remangé, elle s'est lavée, elle a regardé la télé, elle a téléphoné, elle a dîné, elle a rangé, elle s'est couchée puis elle s'est réveillée la tête dans le pâté... Pour une fois, papa aura un avantage sur maman, car bébé perçoit davantage les voix graves.

Vous pouvez lui faire écouter de la musique

Entendons-nous bien : inutile de mettre les enceintes sur le ventre de la future maman avec un groupe de heavy metal à fond pour initier bébé à la musique ! De nombreux parents soutiennent d'ailleurs que faire écouter des musiques déjà entendues in utero rassurerait le nouveau-né. Une occasion de partager avec lui vos lubies musicales et de former son oreille. Que vous soyez branchés Chopin, Ella Fitzgerald, Daft Punk ou Violetta, c'est dans tous les cas une excellente façon d'initier votre bébé à votre univers (ou à celui de la famille au grand complet) ! Et si vous n'êtes pas inspirés, rien ne vous empêche de piocher un titre dans notre playlist éclectique « spéciale futurs parents ».

La playlist des futurs parents

Before You Accused Me, d'Eric Clapton

Happy, de Pharrell Williams

It's a Good Day, de Peggy Lee

I Say a Little Prayer For You, d'Aretha Franklin

Love, de Joss Stone

Hey Jude, des Beatles

La Valse des bébés, d'Armand Amar

Je serai là, de Teri Moïse

Beautiful Boy, de John Lennon

It's Oh So Quiet, de Lisa Ekdahl

Ton héritage, de Benjamin Biolay

La Berceuse, de Benabar

What a Wonderful World, de Louis Armstrong

Sérénade, de Schubert

For Once in My Life, de Stevie Wonder

L'effet surprenant de la seconde écho...

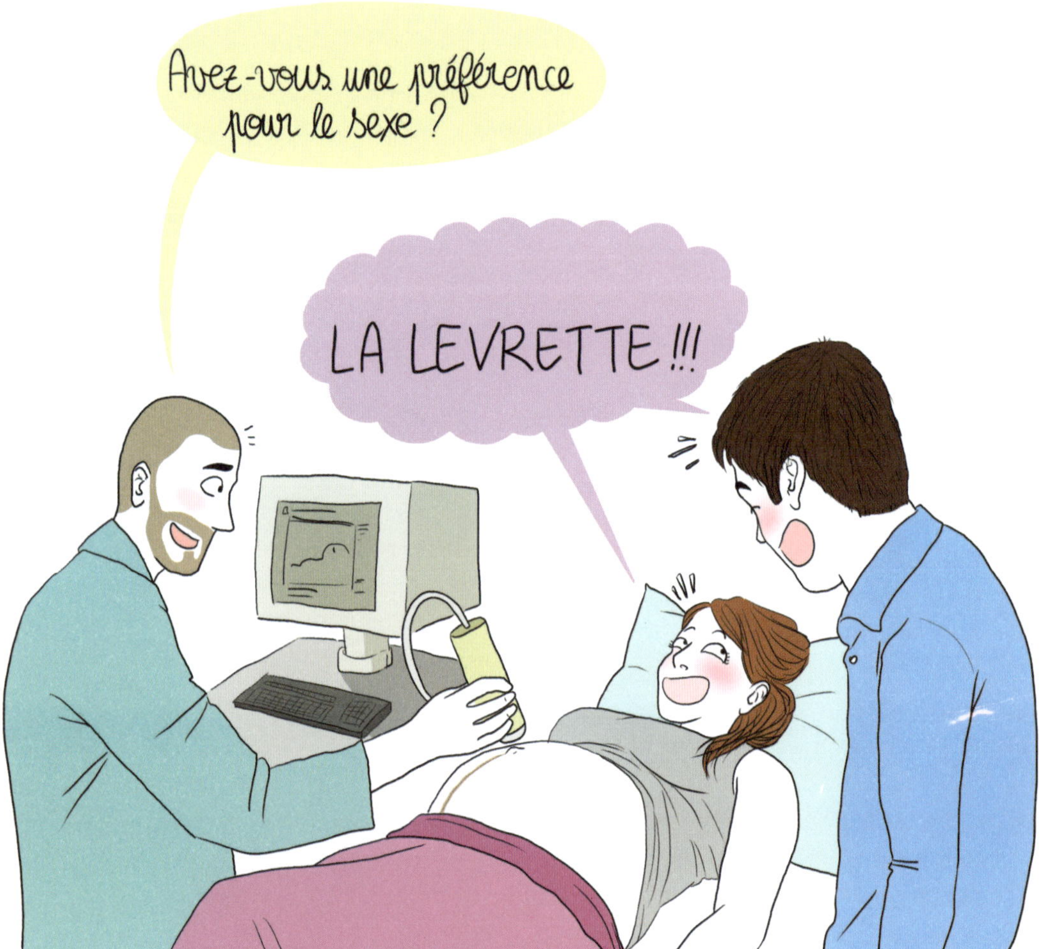

LE PARCOURS DU COMBATTANT

pour faire garder bébé

Plus hard que Koh Lanta, *plus dingue que* Fort Boyard, *plus chiant qu'*Intervilles, *voici le jeu qui défraye la vie des futurs parents : trouver un mode de garde pour bébé. Entre l'absence de place en crèche, la non-disponibilité des assistantes maternelles, les horaires inadaptés, il y aurait de quoi déclarer forfait immédiatement. Mais c'est mal vous connaître... Plus déterminés que Laure Manaudou, plus rapides qu'Usain Bolt, plus tactiques que Nadal, vous entrez sur le ring, prêts à en découdre et mettre K.O. tous les autres parents susceptibles de vous piquer votre place. Alors, enfilez vos baskets et vos gants, on vous emmène faire un petit tour d'horizon de ce qui vous attend !*

La boxe

Vous devrez combattre dans la section « poids lourds ». Que vous soyez à la tête d'une famille nombreuse, parent célibataire au chômage ou jeunes parents, vous n'aurez sans doute pas de traitement de faveur. Mettez vos gants, battez-vous et défendez-vous du mieux que vous le pouvez. Bien sûr, pour décrocher le Saint-Graal, montrez-vous motivés et sous votre meilleur profil. Si certaines directrices de crèche mesurent la volonté des parents au nombre de leurs appels, d'autres se sentent harcelées et indisposées par des familles trop envahissantes. Un appel une fois par mois nous paraît une bonne moyenne pour que l'on pense à vous sans pour autant que l'on vous trouve insupportables. Prenez également rendez-vous avec la personne en charge de la petite enfance dans votre ville. Expliquez-lui pourquoi c'est indispensable pour vous d'avoir une place en crèche. Inutile d'être trop original dans vos arguments ou d'en faire des tonnes, vous avez probablement les mêmes soucis que les autres parents. Chaque ville met au point une liste de critères. Essayez de vous renseigner auprès de ceux qui ont eu une place l'année précédente sur la façon dont ils ont réussi à l'obtenir. Souvent, la date de naissance peut faire pencher la balance. Le calendrier des crèches étant aligné sur le calendrier scolaire, un bébé né en mai, qui aura donc 4 mois en septembre, aura plus de chance de se voir attribuer une place qu'un enfant né en janvier qui arriverait en première section à 4 mois en pleine année scolaire. Et gardez en tête qu'on ne gagne pas à tous les coups. Surtout si vous vous heurtez à des dossiers de parents de jumeaux : là, c'est un K.O. direct !

La natation

Vous devrez savoir plonger dans le grand bain administratif, savoir nager sans bouée, à vue, la tête sous l'eau sans respirer pendant plusieurs minutes en remplissant les feuillets de demande d'inscription auprès des autres moyens de garde : nounous, crèches parentales, associatives, privées... N'oubliez pas qu'il est strictement interdit de couler les autres parents pour être le premier.

La danse

Vous allez devoir faire des courbettes, des révérences et des pointes auprès des personnes en charge des commissions. Si vous ne savez pas danser, offrez une boîte de chocolats, ça fera l'affaire ! Vous devrez également charmer les nounous lors des entretiens. Il faudra alors vous remuer le popotin pour en rencontrer plusieurs.

Le foot

Vous devrez savoir marquer un but du premier coup auprès des autres parents qui cherchent une famille et une nounou dans le cadre d'une garde alternée. Vous allez apprendre à envoyer la balle et à faire des passes pour qu'on vous trouve sympas, collectifs et qu'on ait envie de partager la perle rare avec vous.

L'athlétisme

Vous devrez sauter plus haut et plus loin que les autres pour qu'on vous remarque. Soyez performants à la course de haies (sans vous ramasser par terre, c'est éliminatoire), faire le 100 mètres en 30 secondes avec votre dossier à la main pour le déposer dans la boîte aux lettres... Et enfin, le plus important : soyez endurants !

Êtes-vous prêts

à traverser la jungle administrative ?

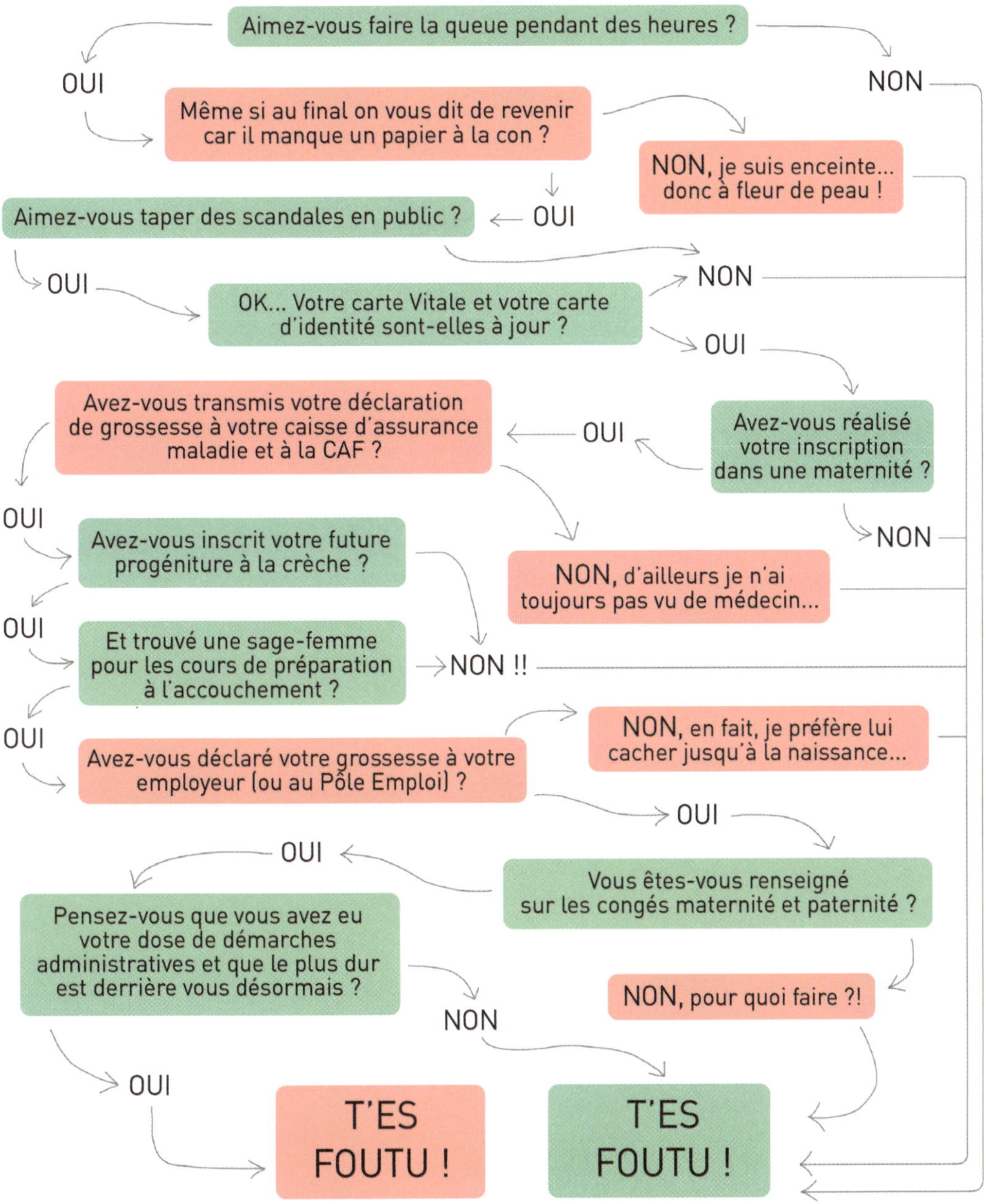

6^{E} MOIS DE GROSSESSE

Ce que vous ressentez physiquement

Comme vous respirez pour deux, il est possible que vous vous mettiez à ronfler. C'est votre moitié qui va être contente, déjà que vous n'arrêtiez pas de bouger la nuit pour trouver une position confortable... Vous avez très vite chaud et transpirez plus que d'habitude.

Votre utérus continue de grandir et atteint dès la moitié de ce 6e mois de grossesse la taille d'une pastèque ! Votre prise de poids continue aussi, vous devriez prendre environ 1 kg par mois à compter de maintenant. Vous souffrez encore de brûlures d'estomac et votre dos vous fait mal.

Votre bébé lors du 6e mois de grossesse

23e semaine

Votre fœtus mesure désormais 28 cm pour 700 g. Son cerveau ne cesse de se développer et près de 250 000 divisions de cellules nerveuses se produisent par minute. Une gaine est apparue autour de sa moelle épinière afin de la protéger.

24e semaine

Votre fœtus multiplie les progrès. Il est maintenant capable de lever le bras, de mettre le doigt dans sa bouche et d'attraper son cordon ombilical. S'il naissait maintenant, il aurait des chances de survivre, c'est pourquoi les médecins qualifient ce stade de « viable », même si son système respiratoire nécessite encore une certaine maturation.

25e semaine

Votre fœtus développe son dernier sens : la vue. En effet, son appareil oculaire est maintenant bien formé et il est capable d'ouvrir les yeux. Il peut même pleurer. Il commence à avoir des horaires de sommeil plus réguliers. Les traits de son visage et ses sourcils sont bien dessinés.

26e semaine

Votre fœtus mesure 33 cm pour 900 g. Si votre enfant décidait de venir au monde aujourd'hui, il serait considéré comme grand prématuré. Ses poumons continuent de se développer et il peut même à présent réaliser des mouvements respiratoires. Il est peut-être d'ailleurs victime de petits hoquets. Dès cette fin de 6e mois de grossesse, sa tête et son corps sont de plus en plus proportionnés.

Astuce

Si vous avez mal au dos et aux jambes, évitez les talons hauts et optez pour des chaussures plates ; surélevez régulièrement vos jambes avec un coussin quand vous êtes allongée.

Le look que vous auriez dû avoir

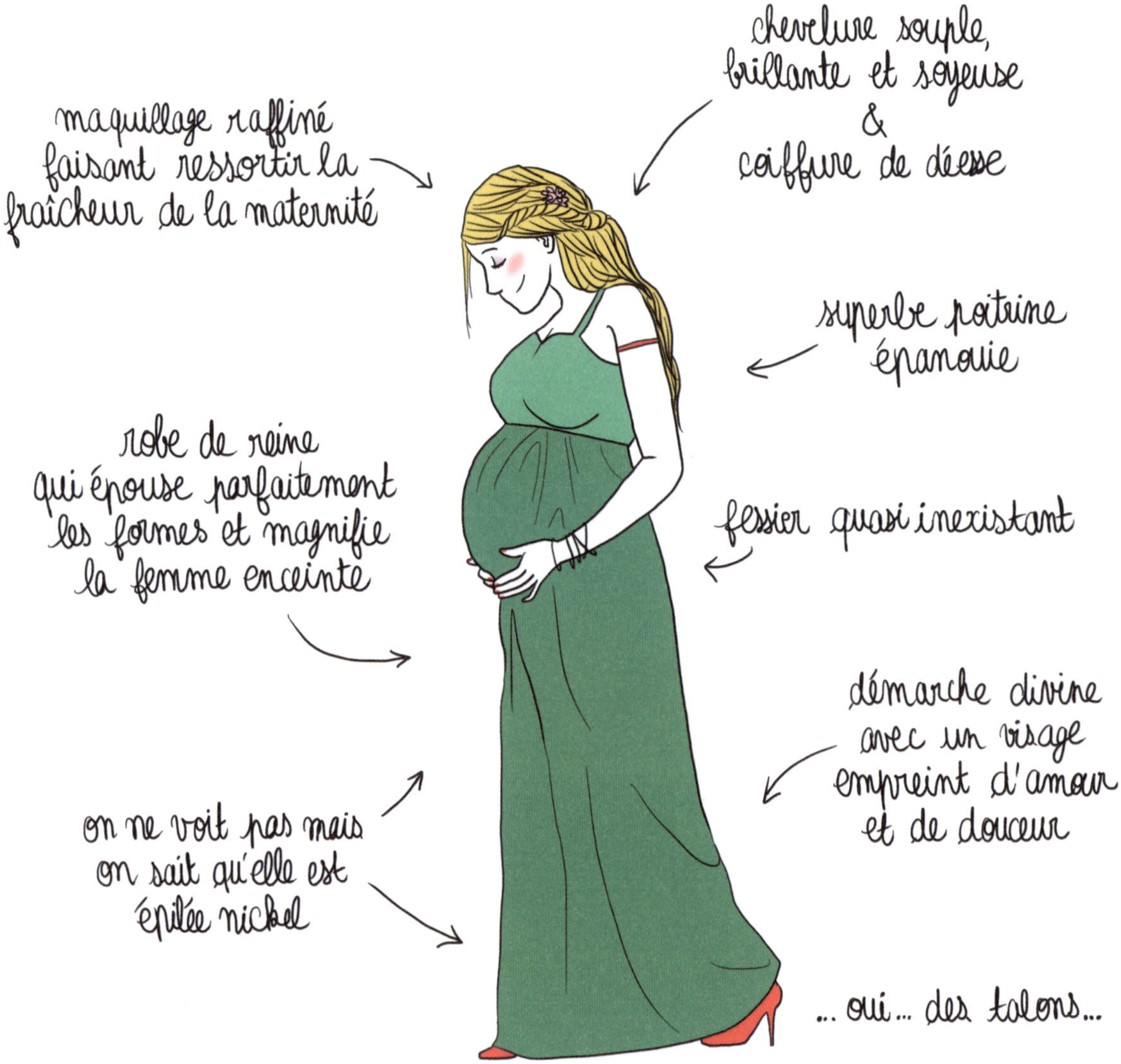

chevelure souple, brillante et soyeuse & coiffure de déesse
maquillage raffiné faisant ressortir la fraîcheur de la maternité
superbe poitrine épanouie
robe de reine qui épouse parfaitement les formes et magnifie la femme enceinte
fessier quasi inexistant
démarche divine avec un visage empreint d'amour et de douceur
on ne voit pas mais on sait qu'elle est épilée nickel
... oui... des talons...

Le look que vous avez en vrai

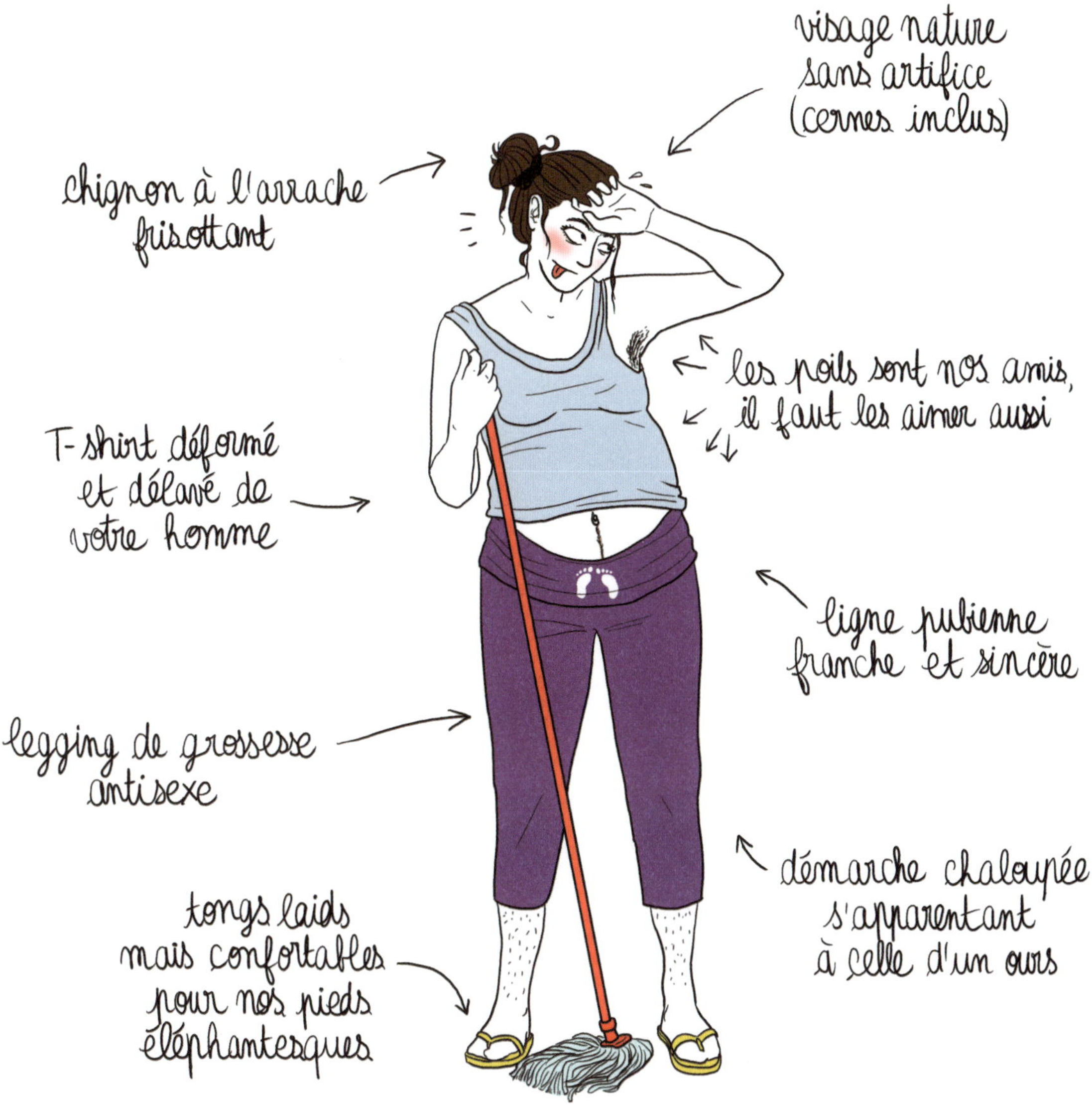

LES TYPES DE FUTURS PARENTS
que vous êtes susceptibles de rencontrer aux cours d'accouchement

Au cours des neuf mois de votre grossesse, vous pouvez bénéficier de huit séances de préparation à la naissance. Ces séances, normalement remboursées à 100 % par la Sécurité sociale, sont destinées à vous former au mieux pour le jour J. Vous y apprendrez les méthodes de respiration qui vous permettront à la fois de soulager la douleur des contractions, mais également de faciliter le travail. La plupart du temps, les femmes enceintes viennent seules. Mais il n'est pas rare d'y voir quelques couples de futurs parents.

Les parents addicts

Ils ne loupent aucun cours. Ils arrivent 1 heure avant pour être sûrs de ne pas être en retard. Ils vont même suivre deux fois le même cours, mais à des horaires différents. Ils sont inscrits à toutes les formes de préparation à l'accouchement : piscine, haptonomie, chant prénatal… et ont déjà réservé un atelier de portage prévu pour dans trois mois.

Les parents premiers de la classe

Ils ont potassé tous les guides de grossesse et les connaissent par cœur. Le soir, chez eux, ils jouent à « Question pour un bidon » et « Accouché, c'est gagné ». Pendant les cours, ils se mettent devant et lèvent sans arrêt le doigt. Ils posent des questions dont ils connaissent les réponses et corrigent ensuite la prof quand elle est trop approximative. À la fin, ils lui demandent quelle note elle leur a mise.

Les parents qui se plaignent

La prof a 10 minutes de retard, le cours n'est pas assez « pro » selon eux, il y a une odeur de renfermé dans la salle… Bref, ils n'en loupent pas une. Le pire, c'est que le jour où ils arrivent en retard, ils osent prétendre qu'il y a eu un accident dans le métro.

Les parents stressés

Ils posent 50 questions angoissantes pendant le cours et ressortent encore plus flippés qu'avant ! En prime, ils ont effrayé tous les autres parents avec leurs questions tordues : « Et dans quel cas pratique-t-on la césarienne sans anesthésie locale ? », « Et si on n'a pas le temps d'arriver à la maternité, de quoi a-t-on besoin comme ustensiles pour accoucher chez soi ? »

Les parents absents

Après trois accouchements, ils estiment avoir mieux à faire que venir. On les comprend !

Les parents « psy »

Ils sont outrés quand vous leur apprenez que vous êtes plutôt biberons que tétons. Ils vous donnent le numéro d'un psychologue de couple pour pouvoir en parler, car, visiblement, VOUS avez un problème à régler, et le plus tôt serait le mieux, car on transmet ses angoisses au bébé et il peut être traumatisé à vie. Ils sont les auteurs de *Tout se joue avant la naissance* !

Les parents à la vanne facile

Ils sont morts de rire pendant le cours et se moquent de tout le monde, alors qu'eux, c'est sûr, quand ils apprennent à respirer en duo, ils ont la classe, évidemment !

Les parents stars

On croirait presque qu'ils arrivent du Festival de Cannes. Ils sont beaux, grands, bien foutus et super bien sapés. Bref, il y a de quoi les détester d'emblée.

Les parents collés-serrés

Ils se murmurent des phrases cochonnes pendant tout le cours et en profitent pour se tripoter discrètement, c'est-à-dire devant tout le monde.

Les parents « trop sympas »

Ils retiennent les prénoms de tous les participants. Au premier cours, ils avaient proposé de prendre votre numéro, mais depuis, ils vous harcèlent tous les week-ends pour prendre un apéro. Au cours suivant, ils ont réservé le même créneau que vous et vous ont même gardé une place... à côté d'eux !

Toute ressemblance avec des personnes existantes ou ayant existé serait totalement fortuite.

CHAPITRE 4

LE DERNIER TRIMESTRE

L'état de grasse

C'est la dernière ligne droite ! Physiquement, le corps de la femme enceinte est « pesant » et cette protubérance abdominale vous gêne dans votre quotidien. Mettre vos chaussures peut s'avérer une mission périlleuse, excepté pour celles qui ont la chance de pouvoir enfiler des ballerines ou des tongs l'été. Pour autant, c'est le moment le moins reposant de la grossesse. Entre les rendez-vous médicaux qui se multiplient, les achats pour meubler la chambre et remplir les armoires du futur bébé, les préparations pour le grand jour, la valise de maternité à boucler, aucun de vous deux ne chôme. Vous allez sentir l'accouchement qui approche. Tous les sentiments seront d'ailleurs exacerbés : excitation, impatience, doute, panique viendront vous assaillir. En même temps, c'est un peu normal, dans quelques mois, tout va changer !

7^{E} MOIS DE GROSSESSE

Ce que vous ressentez physiquement

Dès le début de ce 7e mois de grossesse, votre estomac vous fait souffrir, les brûlures d'estomac sont de plus en plus présentes ! Pensez à boire beaucoup d'eau et à choisir les bons aliments. Consommez des aliments riches en fibres afin de lutter contre la constipation, les ballonnements et les brûlures d'estomac. Vos gencives elles aussi vous font peut-être mal, aussi veillez à garder une bonne hygiène bucco-dentaire tout au long de votre grossesse. Vos hémorroïdes continuent de vous embêter et vos jambes vous paraissent de plus en plus lourdes. Et parmi les autres maux de grossesse : les crampes. Nuit comme jour, ces dernières font partie de votre quotidien. Vous en avez de plus en plus souvent.

Votre utérus continue de grossir et atteint votre thorax. Vos seins peuvent sécréter du colostrum, premier lait maternel.

Votre bébé lors du 7e mois de grossesse

27e semaine

Votre bébé mesure 34 cm pour environ 1 kg. Sachez qu'il atteint aujourd'hui le tiers de son poids de naissance. Sa tête et son corps sont bien proportionnés et ses traits sont de plus en plus fins. Il continue à régulièrement bouger et à faire une multitude de mouvements, rarement coordonnés entre eux...

28e semaine

Les mouvements respiratoires de votre bébé sont coordonnés et il sait déglutir et réguler sa température. Il s'est peut-être déjà retourné, tête vers le bas.

29e semaine

Il est maintenant capable de se rendre compte des variations de lumière. Son sens du goût se perfectionne lui aussi et il ressent de mieux en mieux la saveur des aliments au travers du liquide amniotique.

30e semaine

Votre bébé mesure aujourd'hui 37 cm pour 1,5 kg. S'il venait à naître aujourd'hui, on parlerait alors de prématurité moyenne. Son cerveau continue de se développer et il est maintenant capable de réaliser de grands mouvements, déformant de manière impressionnante votre ventre. D'ailleurs, il n'hésitera pas à bouger dans tous les sens s'il n'aime pas la position dans laquelle vous vous trouvez.

Astuces

Mangez des aliments riches en fibres solubles pour éviter la constipation :

1. son de blé et céréales de blé : substituez la moitié de la farine blanche tous usages par de la farine de blé entier dans vos recettes de biscuits, muffins et gâteaux ;
2. psyllium et céréales enrichies, par exemple des All Bran Buds® de Kellogg's ;
3. grains entiers et dérivés : amarante, avoine, épeautre, millet, quinoa, riz brun ou sauvage, triticale et orge ;
4. légumes : chou-fleur, chou kale, pois verts, épinards, navets, haricots verts ; asperges, choux de Bruxelles, carottes, oignons ;
5. légumineuses : haricots rouges, pois ;
6. fruits : framboises, pommes, poires, bananes, fraises, pruneaux ; oranges, pamplemousses, mangues, pruneaux séchés ;
7. noix et graines : amandes, arachides ;

— QUE RÉPONDRE —

à ceux qui vous demandent : « Alors, c'est pour quand ? »

À partir d'un certain moment, vous commencez à en avoir sérieusement ras le bidou d'être enceinte. La fatigue se faisant ressentir et votre ventre devenant de plus en plus imposant, les gens vous questionnant sans arrêt, et il n'est pas rare, à l'approche de l'accouchement, d'être un peu exaspérée par... à peu près tout. Évidemment, sur le moment, quand on vous pose des questions, vous répondez poliment. Mais si vous aviez de l'audace, vous aimeriez sans doute lancer des missives cinglantes à tous ceux qui vous demandent pour la 347e fois cette semaine : « Alors, c'est pour quand ? »

Que répondre à votre boss ?

« Vous pourriez peut-être regarder dans les documents administratifs que je vous ai remis au 1er trimestre. Je disais d'ailleurs à Josette de la compta que c'est fou quand même, d'être aussi peu organisé. Certes, vous êtes le chef, mais est-ce une raison pour qu'on fasse tout le boulot à votre place ? »

Que répondre à votre voisine ?

« Ne vous inquiétez pas, vu le boucan que va faire notre bébé, vous le saurez bien assez tôt ! Certainement aussi vite que nous lorsque vous passez sur le palier avec votre parfum de cocotte. »

Que répondre à votre mère ?

« Tu comptes vraiment m'appeler tous les jours pour savoir si j'ai accouché ? Parce que tu sais, je vais peut-être t'enlever de la liste des personnes à prévenir en premier dans ce cas ! »

Que répondre à Tata Lucette ?

« Tu ne sais pas ? Alors là, c'est décevant ! Moi qui dis à tout le monde que tu sais lire dans les boules de cristal et les cartes. »

Que répondre à la caissière ?

« La date de péremption est indiquée au 4 octobre, ça nous laisse 10 jours pour manger le pack de 8 yaourts à la fraise, ça devrait le faire ! »

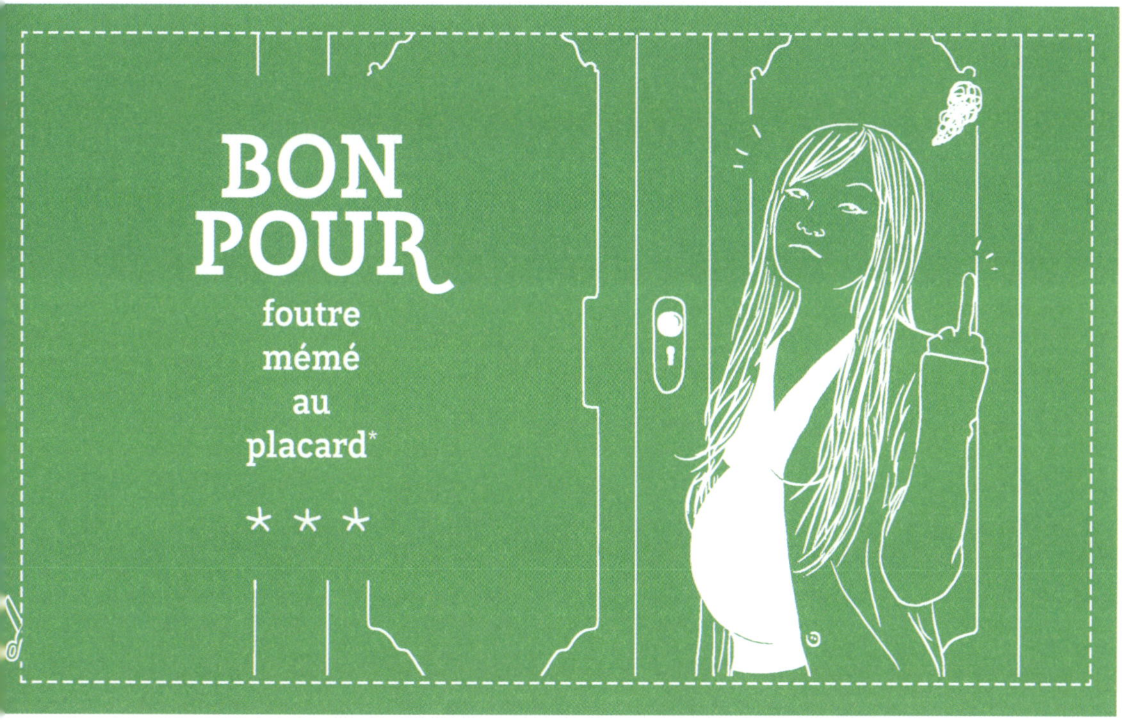

** Si vous ne supportez plus ses réflexions. Valable également pour Tata Lucette ou votre belle-mère.*

Que répondre à l'inconnu ?

« Le prochain bus passe d'ici 8 minutes. »

Que répondre à vos enfants ?

« Dans 2 mois, un tout petit bébé va arriver et va essayer de prendre toute la place. Il va pleurer, il va crier, faire des crises comme vous ! Mais ne vous inquiétez pas, Papa et Maman ont agrandi leur cœur, comme ça, il y aura assez d'amour pour tout le monde. En revanche, vous devrez partager votre chambre, les cocos ! »

Dans la salle d'attente du gynéco

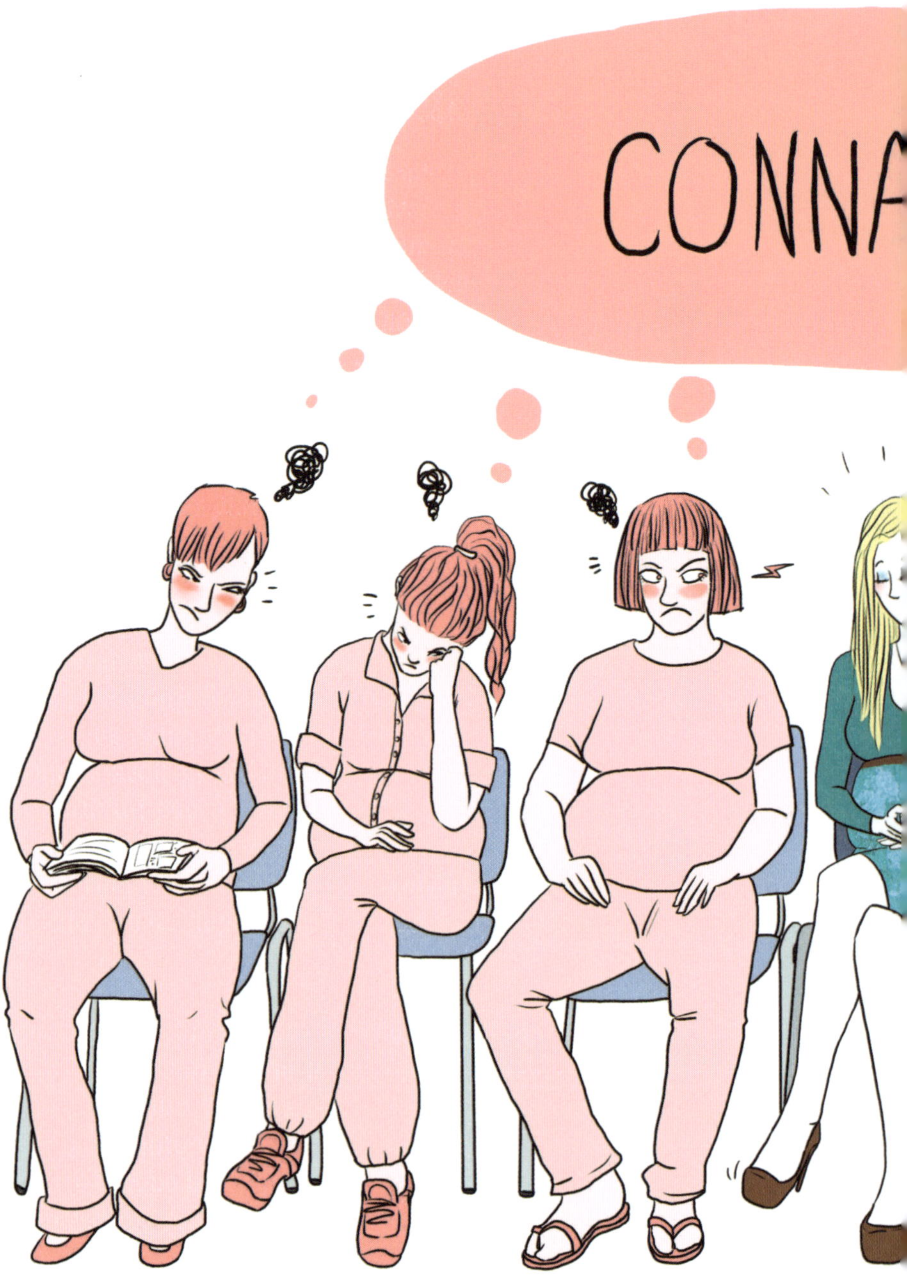

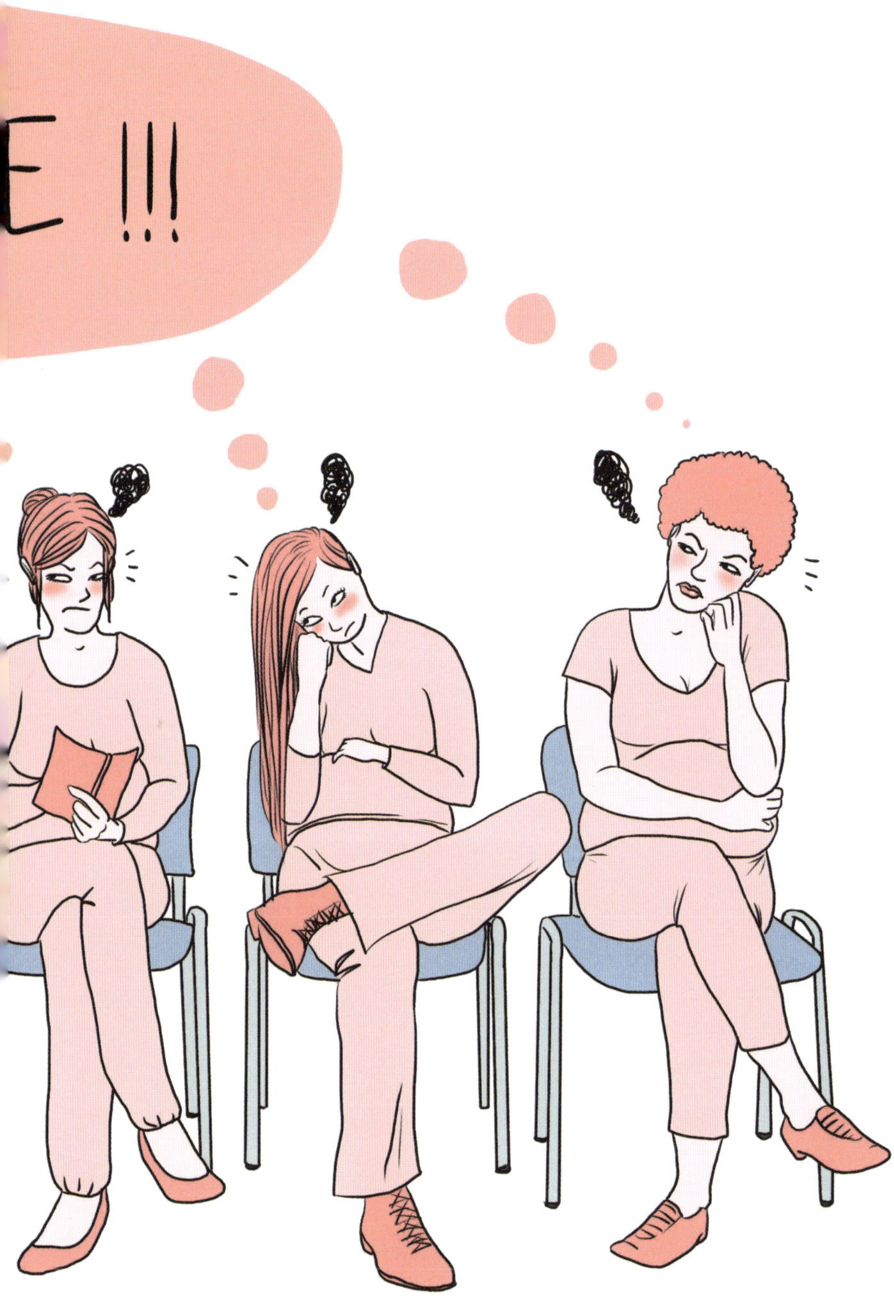
E !!!

Mots croisés

de la galère de la grossesse

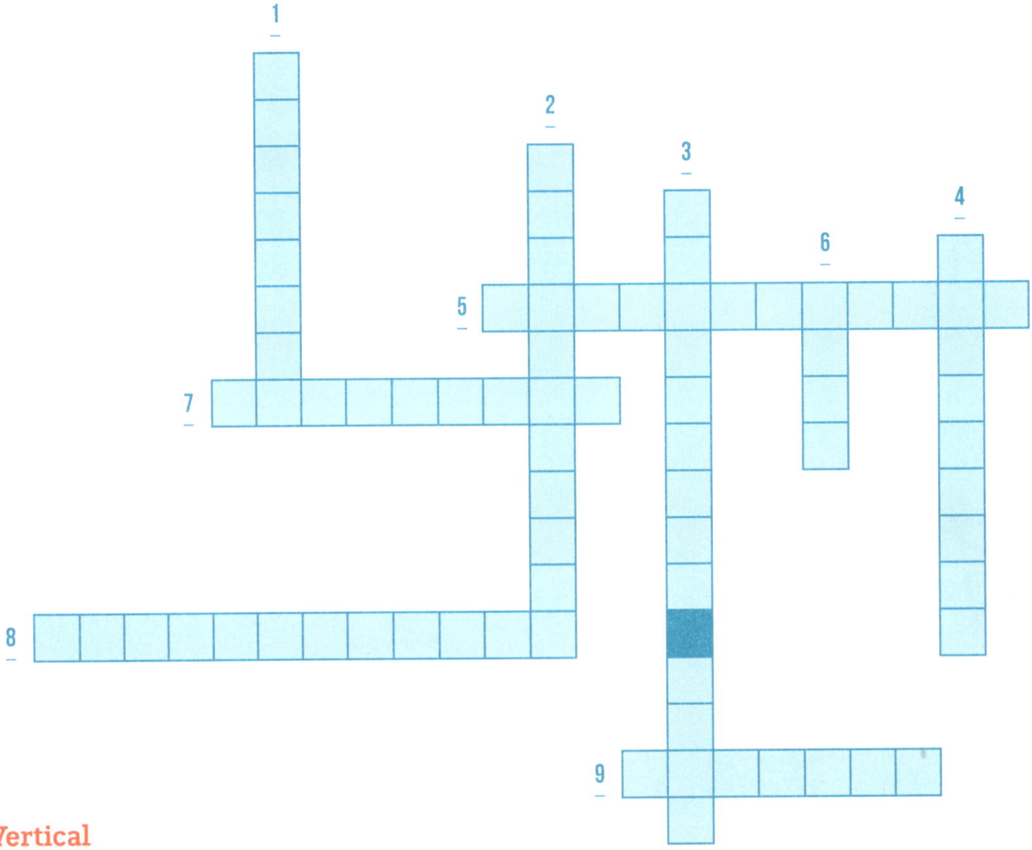

Vertical

1 Quand on n'arrive pas à fermer l'œil et qu'on compte jusqu'à 12 769 moutons.

2 À cause d'elles, vous avez vraiment mal aux fesses.

3 Elle est la cause de vos chevilles et de vos pieds qui gonflent.

4 À cause des kilos supplémentaires, vous en souffrez.

6 À cause de lui, vous avez l'impression de revenir à vos 15 ans, le Biactol® en moins.

Horizontal

5 Trouble du transit qui vous oblige à manger encore plus de fibres.

7 Trace indélébile sur la peau du ventre de la future maman, également appelée « strie ».

8 Elles vous aideront à ouvrir le col.

9 Tata Lucette en a plein les mollets, mais quand elle met ses collants opaques, ça ne se voit plus trop.

Réponses : *1. insomnie ; 2. hémorroïdes ; 3. rétention d'eau ; 4. lombalgie ; 5. constipation ; 6. acné ; 7. vergeture ; 8. contractions ; 9. varices.*

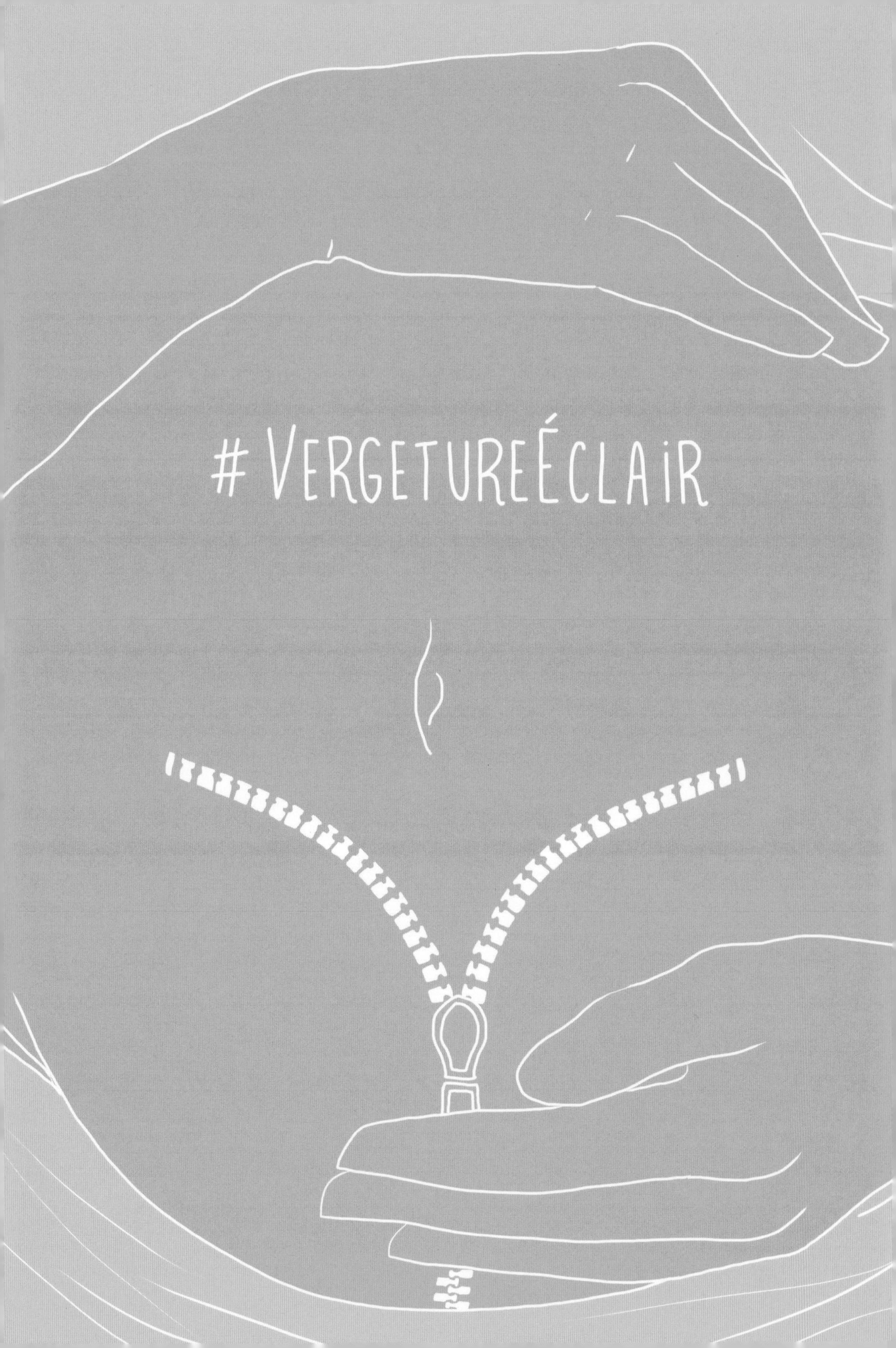
#VergetureÉclair

8^E MOIS DE GROSSESSE

Ce que vous ressentez physiquement

Vous constatez que vous prenez des kilos plus rapidement qu'avant. Le dernier trimestre est réputé pour cela : bébé vous pousse à fabriquer du gras. Vos seins vous font mal et vous paraissent de plus en plus lourds. Soulagez votre poitrine grâce à un soutien-gorge adapté. Vous faites de la rétention d'eau et vos chevilles et vos pieds se sont mis à enfler.

Vous ressentez des contractions. Si celles-ci deviennent régulières, il s'agira peut-être de contractions de début de travail et il faudra alors vous rendre à la maternité. Ça tombe bien, c'est au cours de votre 8ᵉ mois de grossesse que votre congé maternité commence. Votre col de l'utérus commence à devenir mou afin de se préparer à l'accouchement. De même, les os de votre bassin s'écartent afin de faciliter le passage du bébé.

Vous pouvez faire durant ce mois des rêves étranges. Pas de panique, c'est tout à fait fréquent au cours du 3ᵉ trimestre ; ils ne font que refléter les pensées que vous avez pendant la journée et vos inquiétudes à l'approche de la naissance de votre bébé et de votre future vie de jeune maman.

Votre bébé lors du 8ᵉ mois de grossesse

31ᵉ semaine

Votre bébé paraît déjà prêt à sortir. En effet, ses genoux sont repliés, son menton est posé sur sa poitrine, ses bras et ses jambes sont croisés et il a peut-être même déjà placé sa tête vers le bas de votre utérus. Ses poumons aussi se préparent à l'accouchement en sécrétant un liquide les empêchant de se rétracter au moment de la naissance.

32ᵉ semaine

Votre bébé ressemble chaque jour un peu plus à un nourrisson. En effet, sa peau se colore. Ses os se durcissent petit à petit à l'exception de ceux du crâne afin de faciliter l'accouchement. Veillez donc à choisir les bons aliments – ceux riches en calcium – afin de faciliter l'ossification de votre petit.

33e semaine

Votre bébé devient de plus en plus potelé et sa peau est de moins en moins fripée. Son cerveau et son système immunitaire sont maintenant bien développés. En revanche, son système respiratoire ne suffit pas aujourd'hui à répondre à tous ses besoins, c'est pourquoi il serait placé en couveuse s'il venait à naître durant ce 8e mois de grossesse et considéré comme prématuré. Il continue à boire le liquide amniotique et fait pipi en conséquence... dans votre ventre !

34e semaine

Votre 8e mois de grossesse touche à sa fin et votre fœtus mesure 43 cm pour 2,4 kg. Son crâne est plein de cheveux (ou pas). Votre bébé bouge un peu moins car il commence à être à l'étroit dans votre ventre.

Astuce

Consommez des aliments riches en calcium !

Il y a bien sûr les produits laitiers.
Par exemple : 150 à 200 mg de calcium = 1 yaourt = 150 g de fromage blanc = 1 verre de lait = 40 g de camembert = 20 g de gruyère.

Mais d'autres aliments sont également une source importante (heureusement pour les végans !) de calcium : les légumes verts et les légumineuses, en particulier les haricots blancs et les pois chiches. Les graines ont également une bonne teneur en calcium, notamment les amandes, noisettes ou certains fruits secs, comme les figues séchées. Ce minéral est aussi présent dans les protéines animales : sardines, œufs à la coque et lapin (viande la plus riche en calcium). Quant aux eaux, vous pouvez opter pour une eau dite « calcique » (Hépar®, Contrex®, Quézac®).

BIENVENUE
en insomnia !

21 H 52 Vous tombez de sommeil, vos yeux se ferment tout seuls. En fond sonore, votre homme regarde France-Honduras et se prend pour Thierry Roland. Vous l'embrassez la bouche pâteuse en vous traînant (roulant) jusqu'au lit. Vous êtes installée sur le dos avec une armée d'oreillers pour vous soutenir, mais le sommeil ne vient pas.

22 H 36 Vous avez opté pour toutes les positions du « kamasofa » que vous connaissez sur le bout du nombril : sur le côté droit, à moitié assise, votre coussin d'allaitement entre les jambes pour caler votre ventre... Mais rien n'y fait, cette nuit, votre protubérance abdominale a raison de vous.

23 H 11 Futur bébé entend au loin futur papa chanter Et 1, et 2, et 3-0 dans le salon et se dit que ce serait pas mal de s'entraîner, lui aussi. Il décide de commencer le match de foot dans votre ventre. Il vous déplace une côte au passage !

00 H 48 Votre homme ronfle... Vous essayez de lui mettre un gentil coup de coude qui ne le réveille pas trop tout en faisant semblant de dormir au cas où vous loupiez votre coup. Ouf ! Il s'arrête. Vous vous repassez des images de *Baby-Boom* dans la tête et comptez les jours restant avant la date présumée de l'accouchement : précisément 47 jours... 47 jours... Et qu'est-ce qu'il reste à acheter, déjà ? Vous refaites la liste de ce qu'il vous manque sur votre smartphone dans la partie « notes ».

01 H 29 Votre estomac commence à faire des gargouillis. Finalement, les trois assiettes de spaghettis bolognaise, c'était pas assez ! Vous pensez au paquet de Mikado® à moitié entamé dans le placard. Il vous obsède ! Vous vous levez, vous allumez l'ordi et tapez dans Google « danger Nutella grossesse », puis décidez de vous faire une tartine quand même.

02 H 42 vous feuilletez notre livre et remplissez le test « Êtes-vous prêts pour avoir un enfant ? ». La réponse est évidemment « non », mais vous ferez avec ! Vous avez terminé le paquet de Petit Écolier® également. Il reste une crème à la vanille qui vous fait de l'œil. Vous vous demandez comment vous allez pouvoir rentrer dans votre robe de grossesse pour le mariage de Louise et Philippe la semaine prochaine et cherchez dans votre garde-robe ce qui pourrait la remplacer.

03 H 25 En regardant la redif' des *Anges de la téléréalité 6*, vous ne comprenez toujours pas pourquoi les échanges sont tendus entre Anaïs et Eddy. Soudain, vous ressentez une contraction violente dans le bas des reins... Futur bébé aimerait bien que vous changiez de chaîne.

04 H 17 Vous arrivez enfin à vous endormir. 10 minutes. Des brûlures d'estomac vous réveillent méchamment et vous obligent à changer de position.

05 H 47 Votre premier enfant se réveille ; il a fait un cauchemar et hurle :« Maaaaamaaaaannnnnnnnnnn ! », ce qui ne manque pas de vous faire courir aussi vite qu'un premier jour de soldes.

06 H 22 Tout le monde dort... Enfin, tout le monde sauf vous, évidemment ! Vous pensez au sac de piscine du grand qu'il ne faut pas oublier et au costume du petit que vous devez apporter au centre aéré pour le spectacle de fin d'année. Ah oui, et c'est quoi déjà le stand pour la kermesse que vous devez tenir cette année ?

07 H18 Le grand se réveille. Il est l'heure de commencer à préparer toute la famille. Vous vous regardez dans le miroir. L'œil sec, des cernes qui ressemblent à la poitrine tombante de Tata Lucette, le ventre qui ondule comme les hanches de Shakira. Bref, il vous reste 47 jours...

Films débiles à mater en période d'insomnie

Rien que pour vos cheveux

Zoolander

Dikkenek

Mary à tout prix

La Tour Montparnasse infernale

Baby Sitting

La Cité de la peur

OSS 117

Fous d'Irène

Wayne's World 1 et 2

Hot Shots 1 et 2

Y a-t-il un flic pour sauver l'avion ?

Very Bad Trip

Dumb et Dumber

Les Trois Frères

— LES 23 CHOSES —
finalement pas très utiles mais que vous achèterez quand même

- Des gigoteuses, alors que vous avez déjà acheté une turbulette. C'est en fait exactement la même chose... Mais comme c'est marqué sur LA liste qu'on vous a remise à la maternité de tout ce que vous devez acheter avant l'arrivée de bébé, vous achetez les deux...

- Une tonne de bodies taille 0 ou 1 mois, qu'au pire bébé ne mettra pas, qu'au mieux il mettra 2 semaines.

- Des bodies de naissance qui s'enfilent par la tête, quel casse-tête !

- Un pack poussette trio supercher avec la nacelle et le cosy que vous utiliserez 6 mois tout au mieux avant de bénir l'arrivée de la poussette-canne, nettement moins confortable, mais tellement plus légère.

- Des tenues supercraquantes taille 3 mois, quand, 3 jours après l'accouchement, vous aurez pigé qu'un bébé régurgite à peu près toutes les 20 minutes, vous cesserez de lui mettre les combinaisons adorables tricotées par Tata Lucette et ferez comme tout le monde : vous le laisserez en pyjama l'hiver et en body l'été.

- 18 tétines de formes et de matières différentes pour être sûr d'avoir l'élue !

- 26 paires de chaussettes taille 15-18 que vous ne pourrez pas enfiler par-dessus le pyjama une pièce.

- 12 types de biberons et 15 types de laits que bébé ne supportera finalement pas.

- Une combinaison pilote doublée en polaire taille 6 mois que vous ne pourrez utiliser qu'au mois de juillet, c'est raté !

- Une barboteuse sans manches taille 1 an que vous ne pourrez enfiler qu'au mois de janvier, double ratage !

- Un stérilisateur... Dommage, il est maintenant préconisé de ne plus stériliser les biberons, bébé fera son immunité comme tout le monde, au bac à sable.

- Un chauffe-biberon qui met trois plombes à chauffer alors que vous êtes équipé d'un micro-ondes. Simplifiez-vous la vie : boire à température ambiante, c'est tellement pratique !

- Un transat de bain pour que bébé soit confortablement installé pour jouer dans son bain, mais qui vous empêche de lui nettoyer les fesses...

- Un landau que vous utiliserez trois fois, et encore... !

• Les guides des prénoms. Alors qu'en fait, tout le monde sait que c'est toujours Madame qui a le dernier mot.

• Un transat vibrant dans lequel bébé se met à hurler si on l'y laisse plus de 2 minutes.

• Un réducteur de lit, qui pourrait être remplacé par des serviettes de bain enroulées.

• Une poubelle à couches, sauf si on aime garder les couches sales pendant 15 jours chez soi, évidemment !

• Un tire-lait manuel quand on sait qu'il est possible de commander un tire-lait électrique à la pharmacie après se l'être fait prescrire et qu'il est remboursé par la Sécurité sociale...

• Un mixeur qui permet de faire de toutes petites quantités de purée quand on a déjà un cuit-vapeur et un mixeur chez soi qui permettent de congeler le reste pour les prochains repas...

• Des bavoirs à ficelle, pour vous éviter la galère de défaire et refaire les nœuds, optez pour les bavoirs à scratch !

• Un tapis d'éveil aux couleurs pastel qui n'a d'éveil que le nom.

• Un baby-phone pour entendre bébé qui vous appelle – à moins d'habiter dans un château, a priori, vous devriez l'entendre.

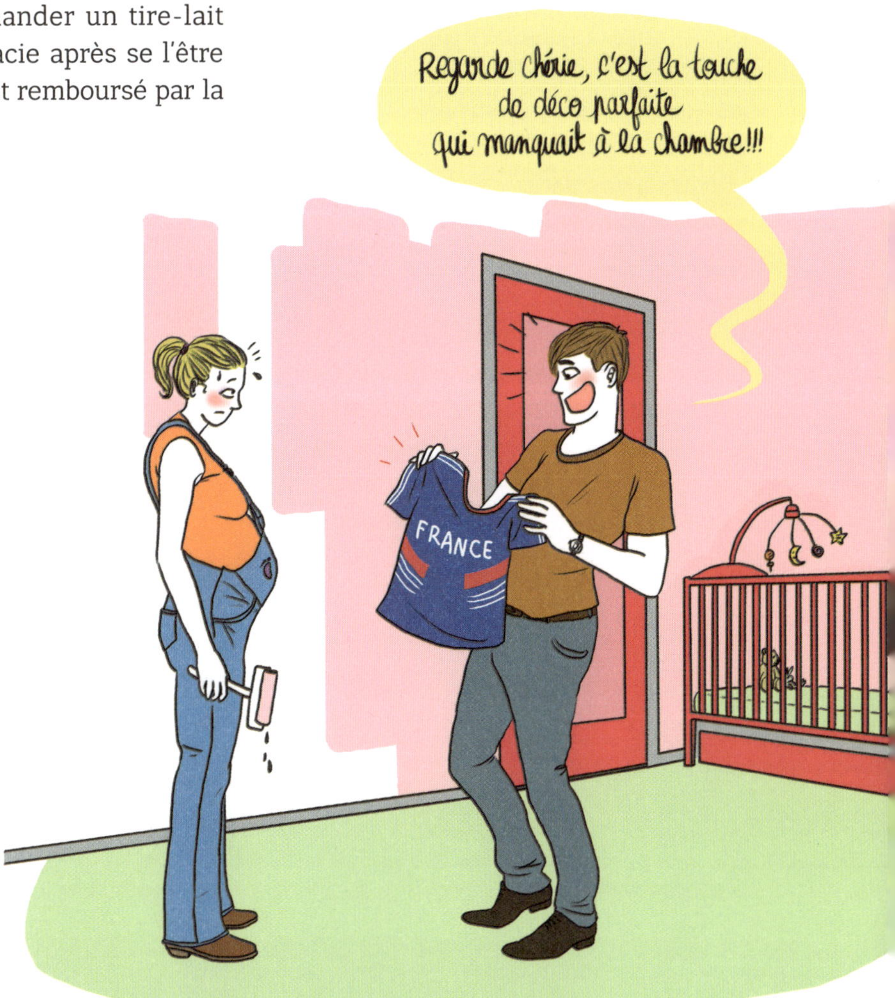
Regarde chérie, c'est la touche de déco parfaite qui manquait à la chambre!!!
FRANCE

9^E MOIS DE GROSSESSE

Ce que vous ressentez physiquement

Vous n'avez qu'une hâte : accoucher ! Vous vous sentez maladroite et vous déplacer est un vrai parcours du combattant ! Faites bien attention lorsque vous descendez les escaliers. Vous rencontrez également de nombreuses difficultés au moment de vous endormir. Le soir, pensez à choisir les bons aliments et à manger léger afin de faciliter votre digestion.

Vous continuez à ressentir des contractions. Celles-ci durent généralement 30 secondes. Lorsqu'elles deviendront régulières, le travail aura commencé. Vos hanches continuent de s'écarter.

Vous avez très souvent envie d'uriner. Bébé est lourd et il appuie sur votre vessie. Vos hormones vous jouent des tours et vous vous sentez fréquemment fatiguée. Profitez de votre congé maternité pour vous reposer le plus possible. Bonne nouvelle de ce mois : votre utérus devrait commencer à s'abaisser, soulageant votre respiration.

Vous allez accoucher d'un jour à l'autre. La perte des eaux et celle du bouchon muqueux sont des signes annonciateurs du début de travail, surveillez donc de près ce qui se passe dans votre corps. En effet, la perte des eaux peut parfois être très discrète et confondue avec une simple perte vaginale.

Votre bébé lors du 9e mois de grossesse

35e semaine

Votre bébé mesure 45 cm pour 2,4 kg. S'il décide de pointer le bout de son nez aujourd'hui, il ne sera plus considéré comme prématuré. Ses organes sont maintenant formés, même son système respiratoire est apte à fonctionner tout seul. Il a de moins en moins de place et a tendance à vous le faire savoir en vous donnant des coups de pied dans le ventre.

36e semaine

Votre bébé a à présent l'aspect d'un nouveau-né. En effet, il ne devrait grossir que très peu d'ici la fin de votre grossesse, environ 250 g par semaine. Il est d'ailleurs maintenant bien protégé face à de nombreux virus grâce à vos anticorps.

37e semaine

Bébé mesure 49 cm pour environ 3 kg. Le **laguno** et le **vernix caseosa** qui recouvraient jusqu'à aujourd'hui son corps sont maintenant tombés, mais ils peuvent subsister après l'accouchement, notamment dans les plis de la peau.

38e semaine

Les semaines passent et votre 9e mois de grossesse continue. Votre bébé est prêt à naître. Le méconium, une substance noirâtre, s'est accumulé dans ses intestins ; elle sortira au moment de l'accouchement et constituera les premières selles de votre enfant.

39e semaine

Votre bébé n'a plus qu'à se décider à sortir de son nid douillet ! Si ce n'est pas cette semaine, il est possible que votre accouchement soit provoqué pour l'aider à sortir de son cocon.

Astuces

Certaines d'entre vous préféreront accoucher naturellement sans aucune pratique analgésique et d'autres choisiront elles-mêmes leur méthode antidouleur pour le jour J : péridurale, sophrologie (apprendre à soulager les douleurs entre deux contractions par la relaxation), haptonomie (en guidant la descente du bébé), yoga... – méthodes qui auront été apprises au cours de la grossesse pendant la préparation à l'accouchement. Tout cela est précisé dans votre dossier, mais parlez-en également en arrivant à la maternité et votre accouchement se passera dans les meilleures conditions.

TRUCS ET ASTUCES
pour déclencher l'accouchement

Plus que quelques jours avant le terme, vous y êtes presque ! Si, aujourd'hui, vous deviez passer un entretien d'embauche, vous répondriez sans hésiter que votre principal défaut est l'« impatience ». Et qui pourrait vous blâmer ? Cela fait presque neuf mois que vous attendez ce moment et vous comptez chaque jour qui vous sépare de la rencontre avec bébé. Voici quelques pistes pour accélérer le mouvement et déclencher le travail de façon naturelle.

Buvez de l'huile de ricin

Parfois déconseillée par certains praticiens, l'huile de ricin une fois ingérée agit comme un puissant laxatif qui stimule l'intestin et par conséquent l'utérus. Elle doit être prise en très petite quantité et seulement à la date de l'accouchement. Le goût étant vraiment très mauvais, il est préférable de la diluer dans du jus d'orange... Attention ! Mal dosée, elle peut provoquer de lourds effets indésirables ; référez-vous auprès de votre sage-femme pour connaître la posologie qui vous est recommandée ! Une gastro au moment de l'accouchement, c'est pas terrible, n'est-ce pas ?

Pratiquez la méthode à l'italienne

Il ne s'agit pas de s'empiffrer de pizza ou de pâtes à la sauce tomate. Ici, on parle de sexe ! Eh oui, les relations sexuelles sont conseillées en fin de grossesse. Le sperme contient des prostaglandines, qui aident le col à s'assouplir. Bon, après, il faut juste savoir jouer à Twister® pour trouver la seule position vous permettant de faire des câlins à presque neuf mois...

Montez et descendez les escaliers

C'est le moment de vous taper les six étages de votre immeuble. Il est quand même préférable de le faire avec quelqu'un, car perdre les eaux entre le troisième et le quatrième étage alors que la lumière s'éteint dans la cage d'escalier et que vous n'avez pas de réseau pour appeler à l'aide pourrait être le début d'un mauvais film d'horreur.

Faites-vous piquer

La stimulation de points spécifiques, propres à l'acupuncture, peut aider votre corps à se préparer au mieux à l'accouchement, lancer le travail et favoriser l'assouplissement du périnée.

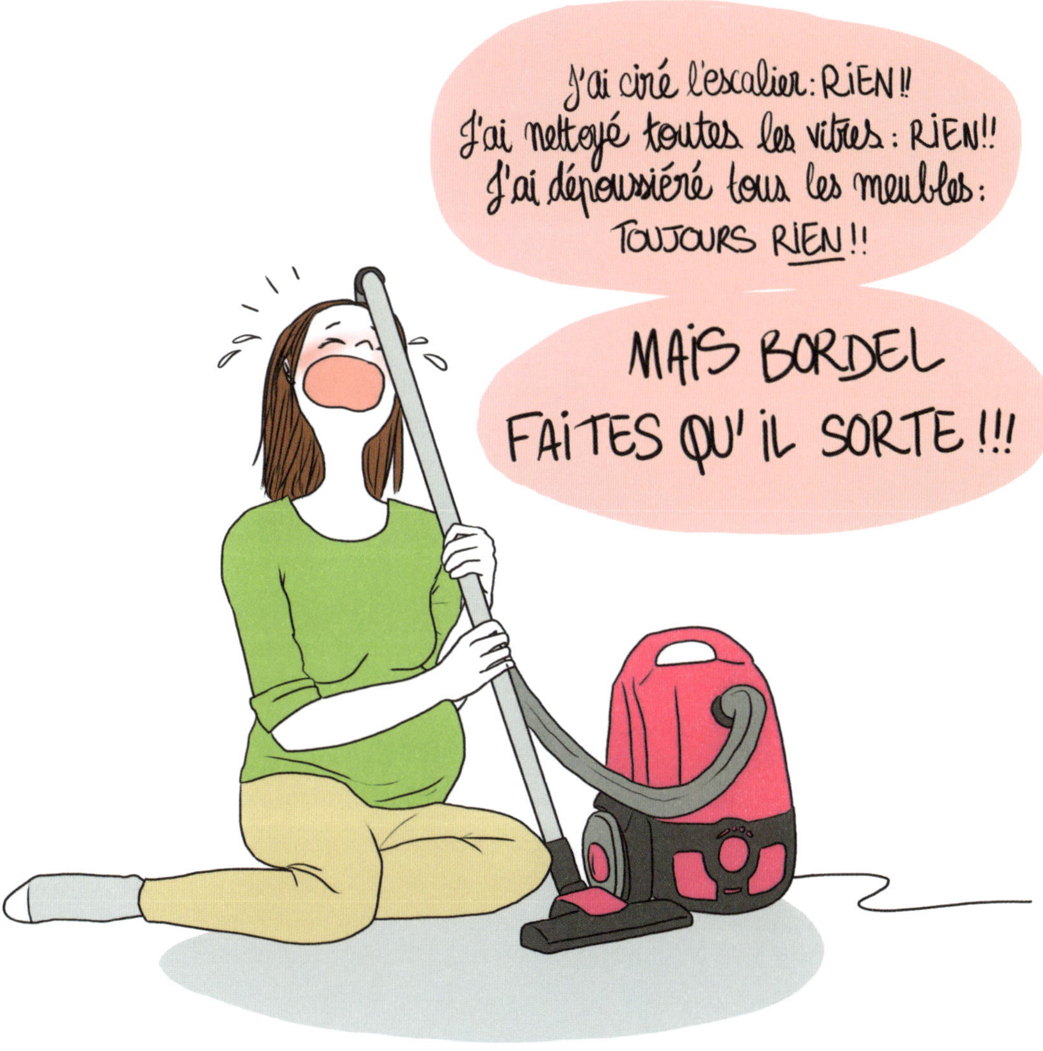
J'ai ciré l'escalier : RIEN !!
J'ai nettoyé toutes les vitres : RIEN !!
J'ai dépoussiéré tous les meubles :
TOUJOURS RIEN !!
MAIS BORDEL
FAITES QU'IL SORTE !!!

Devenez Cendrillon, la fée du logis

Tata Lucette vous conseille même de laver le plancher à genoux pour que votre corps fasse un effort plus grand. Et puis si ça ne marche pas, au moins votre sol sera impeccable. Il paraît que l'envie de faire les vitres et le ménage à fond est un des signes disant que c'est pour bientôt !

Buvez des tisanes à base de feuilles de framboisier

Les feuilles de framboisier sauvage sont réputées efficaces pour déclencher le travail de l'accouchement, car elles contiennent un agent chimique qui a la propriété de détendre l'utérus et ainsi de faciliter le passage du bébé.

Devenez Valérie Damidot

Déplacer les meubles est un exercice qui pourrait aider à provoquer les contractions. C'est le moment de jouer à Tetris® dans la chambre de bébé et de tester toutes les possibilités pour mettre son lit façon feng shui. En revanche, ne vous cassez pas le dos, vous en aurez besoin pour la suite.

Mangez du chocolat

Tata Lucette nous le confirme dans l'oreillette : le chocolat aiderait à provoquer des contractions. Si ça ne marche pas, vous aurez au moins eu une petite douceur en compensation.

« 1 km à pied, ça ouvre, ça ouvre ! »

La pression de la tête du bébé sur le col de l'utérus stimulerait la sécrétion d'ocytocine — l'hormone sécrétée par la femme enceinte au moment de l'accouchement —, favorisant ainsi le début du travail. La force de gravité travaille pour vous, profitez-en !

Pratiquez la pensée positive

Essayez de visualiser votre accouchement, mais sans scénario catastrophe, pour une fois. Avec un bon effort de concentration et une grande force intérieure (devenez Anakin), vous arriverez peut-être à provoquer des contractions... ou pas !

Prenez de l'homéopathie, tout en douceur

Les remèdes d'homéopathie sont généralement proposés par les médecins un mois avant l'accouchement : *Pulsatilla*, *Actaea racemosa*, *Arnica* et *Caulophyllum*, utilisés pour stimuler le travail. Ils sont souvent associés à du *Gelsemium* et de la *Chamomilla*, qui agissent sur le stress et permettent de vivre son accouchement aussi sereinement que possible.

Mangez épicé

C'est le moment de tester le resto indien en bas de chez vous. La théorie : puisque le système digestif est stimulé de façon accrue quand on mange épicé, cela pourrait également déclencher les contractions du début du travail !

Titillez-vous les tétons

Stimuler chaque sein pendant 20 minutes pour mimer le bébé qui tète déclencherait des contractions... et une bonne crise de rire.

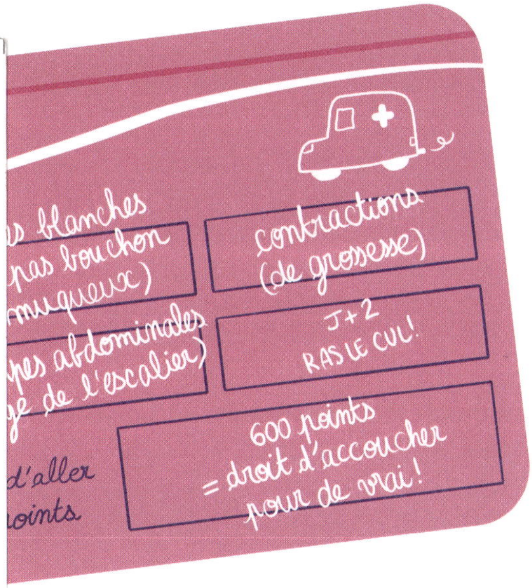

les
uté-
iste
ines

sortir… un jour ! Vous pouvez même l'inciter à descendre encore un peu en lui disant à quel point vous êtes impatiente de le rencontrer. Ça ne coûte pas grand-chose d'essayer…

des
par

VOUS ATTENDEZ UN ENFANT ?

Ne stressez pas !

(À lire plusieurs fois de suite avec la voix d'une standardiste téléphonique) Attendre un enfant est un événement stressant, flippant, angoissant, perturbant, inquiétant, effrayant, paniquant, affolant, un moment où une personne prend conscience que très bientôt, elle aura une énoooooorme responsabilité et se met à douter de ses capacités...

Cet événement est largement comparable à :

- **Lana Del Rey** qui, juste avant de monter sur scène, annule son concert, laissant ses fans en délire
- **Alain Robert** escaladant un gratte-ciel à mains nues sans aucun matériel d'assurage
- **la passation de pouvoir de Nicolas Sarkozy** à François Hollande, élu président de la France en 2012 pendant la crise
- **Geneviève de Fontenay** prise en photo sans son chapeau
- **une panne de télévision** pendant la finale de la Coupe du monde
- **un plongeon** du haut d'une falaise alors qu'on ne sait pas nager et qu'on a des tueurs aux trousses
- **la visite de la Sagrada Familia** à Barcelone alors qu'on est sujet au vertige
- **avoir cinq cartes pourries** au poker et avoir misé sa voiture sur cette partie (paye tes références, moi, c'est James Bond, *Casino Royale*)
- **la fosse aux lions de *Fort Boyard*** ou, au choix, la salle des araignées et des scorpions
- **recevoir un texto de ses parents** à 1 heure du matin alors qu'on a fait le mur

La fin de la grossesse interminable

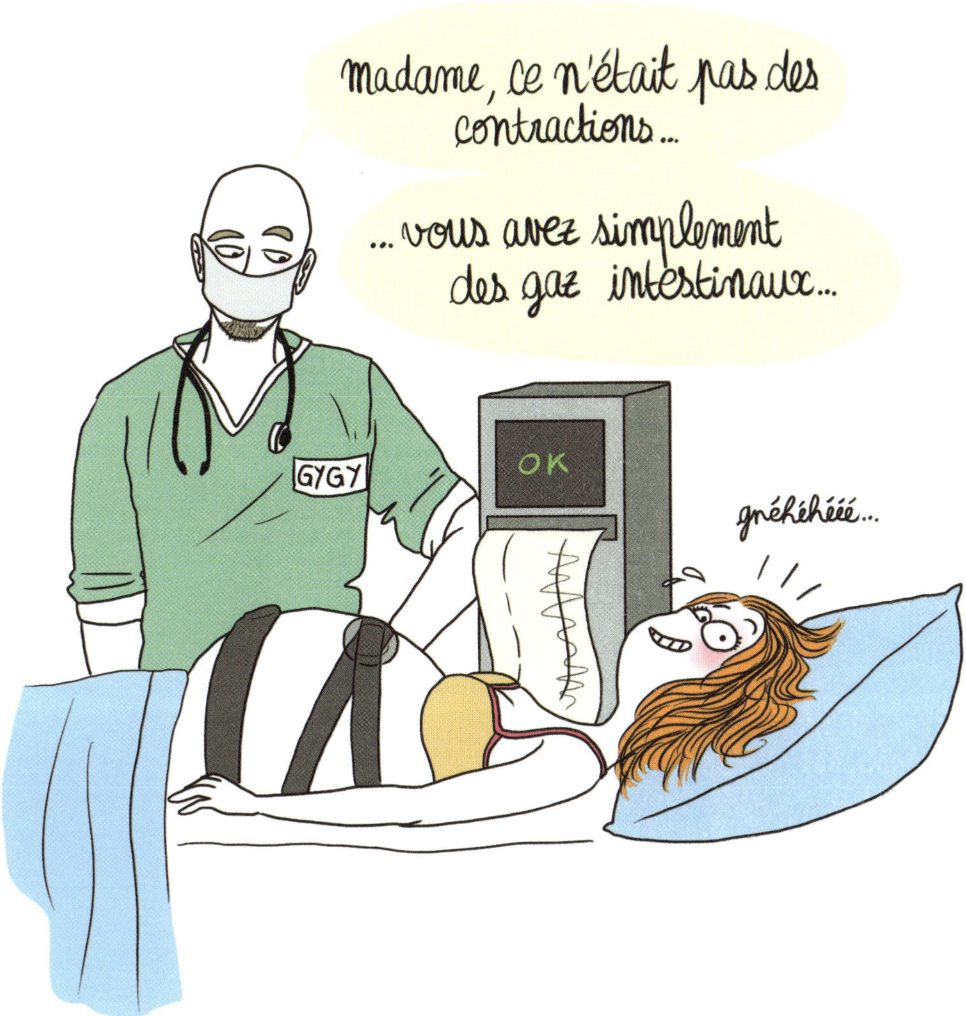

CHAPITRE 5

LE JOUR J

Aaah, enfin la délivrance !

Après 9 longs mois à couver votre futur bébé de mots tendres, de caresses, vous voilà partis pour la maternité. Restez zen ! Facile à dire, impossible à faire. Pour ceux dont c'est la première naissance, tout paraîtra une véritable aventure : la perte des eaux à 1 h 50 du matin, le trajet en voiture, l'arrivée à la maternité, la découverte de l'équipe médicale, la salle de naissance, l'accouchement… Plus que quelques heures avant la grande rencontre, armez-vous de patience, même si vous en avez ras le col !

Le SMS du bouchon muqueux

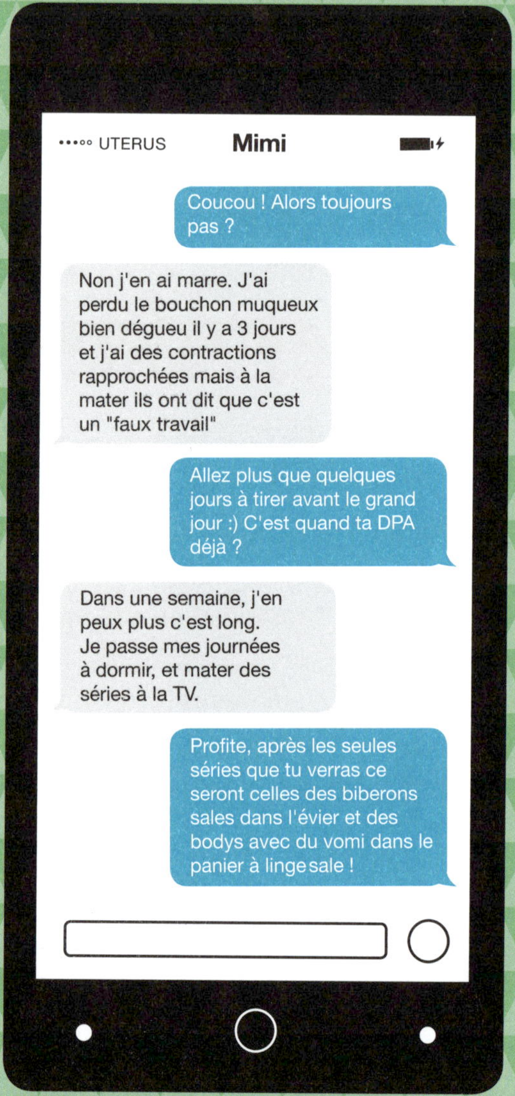

Cette page est volontairement blanche,
en hommage à toutes ces femmes qui accouchent :
- dans un lieu public
- dans un parking
- dans la jungle
- dans un igloo
- en plein désert
- dans la cabane d'un bûcheron
canadien en pleine forêt
- dans un taxi à deux pas de la maternité
- dans le RER en pleine heure de pointe...

LA VALISE DE BÉBÉ

Tout ce dont vous avez besoin dans la valise pour la naissance de votre bébé

Vous connaissez par cœur la liste que la maternité vous a fournie, vous avez suivi les bons conseils des copines, mais vous êtes un peu perdue : finalement, que faut-il réellement mettre dans la valise de bébé ? Entre trop et pas assez, accessoires pratiques et utilitaires, découvrez les secrets d'une valise de maternité bien faite. Voici les indispensables à ne pas oublier.

Pour son arrivée

- 1 sous-vêtement type body à manches longues (même en été) – prenez une taille 0 (50 cm) et une taille 1 (51 cm), car vous ne connaissez pas encore la taille de votre nourrisson

- 1 paire de chaussettes ou des petits chaussons en coton à mettre au-dessus de son pyjama, car il fait frisquet quand on sort de 37 degrés

- 1 pyjama en éponge

- 1 petit bonnet de meunier en coton, pour les premières minutes de sa vie extra-utérine, surtout s'il s'agit d'un bébé de petit poids

- 1 couverture de bébé neuve pour couvrir votre bébé lorsque la sage-femme l'aura déposé sur votre ventre pour une séance de peau à peau

- 1 serviette de toilette

Pour le séjour en maternité

Au moment de faire votre valise, la tentation sera grande d'emporter tout ce que vous avez déjà acheté pour votre bébé... au cas où ! On vous comprend, c'est vrai que les vêtements repassés de bébé sont tellement mignons, et ça ne pèse pas lourd. Mais il faut être raisonnable, vous aurez tout le temps de pouponner à votre retour à la maison. Nous vous conseillons donc de prendre ce qui vous est utile tout en vous faisant plaisir.

- 3 petits gilets en maille qui ne grattent pas : un nouveau-né doit toujours avoir chaud, mais ne doit pas être trop couvert !

- 8 bodys à forme croisée, plus pratiques que ceux qui s'enfilent par la tête

- 8 pyjamas ou dors-bien (ou grenouillères), soit deux par jour, car une petite régurgitation est vite arrivée...

- 1 paire de chaussons en coton
- 3 paires de chaussettes
- 1 petit bonnet de meunier pour couvrir sa tête
- 2 gigoteuses (appelée aussi « turbulettes ») ou 1 surpyjama
- 4 à 6 bavoirs (si vous comptez allaiter, prenez-en 2 maximum)
- 4 serviettes de toilette pour en avoir toujours une propre et sèche
- 1 paquet de langes en tissu pour protéger votre épaule lorsque vous lui ferez faire son petit rot
- 1 thermomètre électronique
- 1 pommade contre l'érythème fessier
- 2 tétines de forme ergonomique – bébé a un grand besoin de succion dès qu'il naît et votre doigt ne lui suffira pas
- 1 porte-bébé ou écharpe de portage pour le grand retour à la maison

Si votre maternité ne vous fournit pas tout le nécessaire pour la toilette de bébé, voici ce qu'il est indispensable d'avoir dans votre valise :

- 2 paquets de couches 1er âge
- du sérum physiologique pour le nez et les yeux
- des carrés de compresses stériles
- de l'éosine et du Diaseptyl® pour nettoyer le cordon ombilical
- du liniment oléocalcaire pour nettoyer les petites fesses de bébé
- 1 savon surgras pour les premiers bains (vous pourrez utiliser le même pour vous)

Par ailleurs, pensez à réserver à la pharmacie un berceau en plastique pour les premières semaines à la maison.

Si ce n'est pas le premier-né, la grande sœur ou le grand frère pourra offrir au bébé sa première peluche ou son premier cadeau de naissance, ce sera l'occasion d'aller faire les boutiques et de préparer votre aîné à l'arrivée d'un nouveau membre de la famille.

Départ pour la maternité
BB1 : panique à bord !

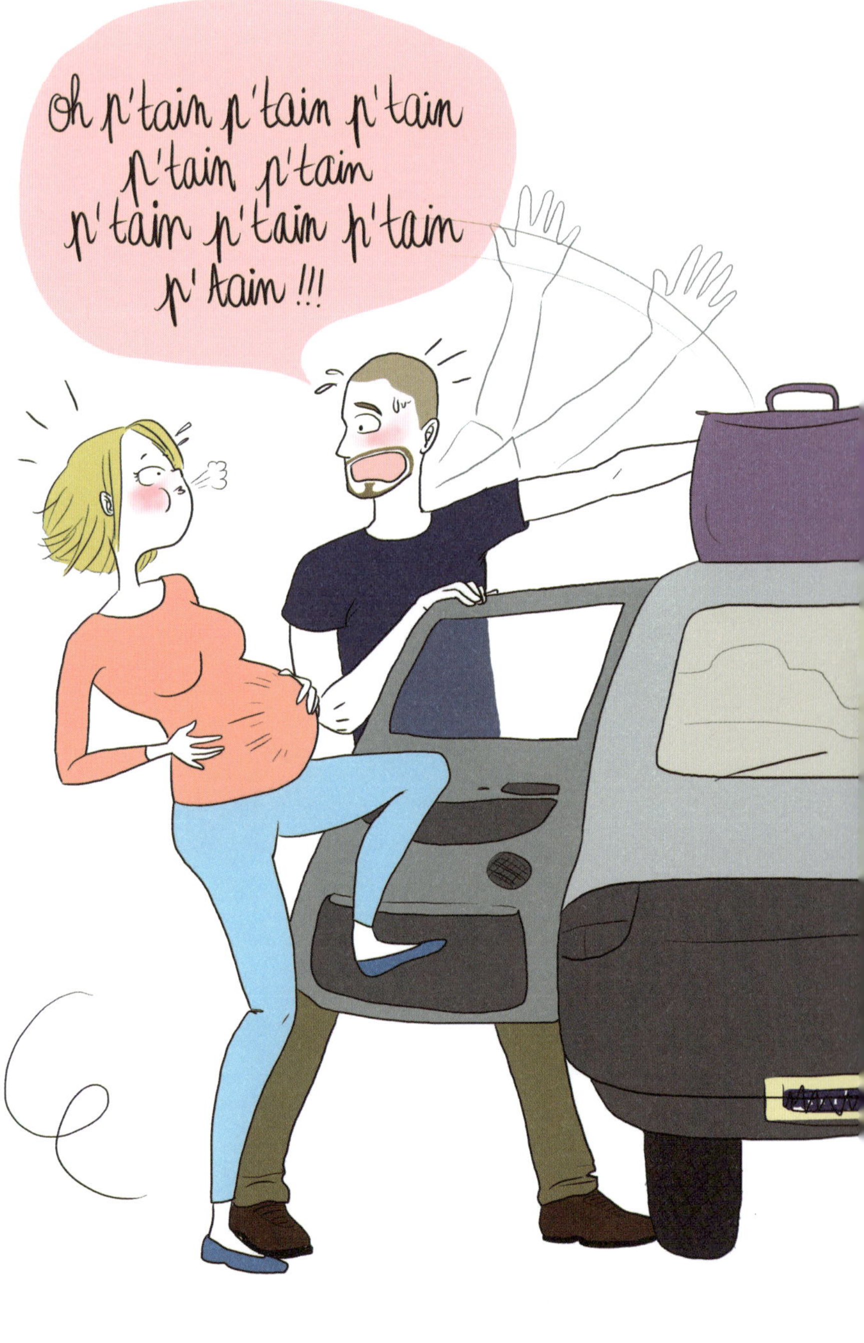
Oh p'tain p'tain p'tain
p'tain p'tain
p'tain p'tain p'tain
p'tain !!!

Départ pour la maternité
BB5 : à l'aise !

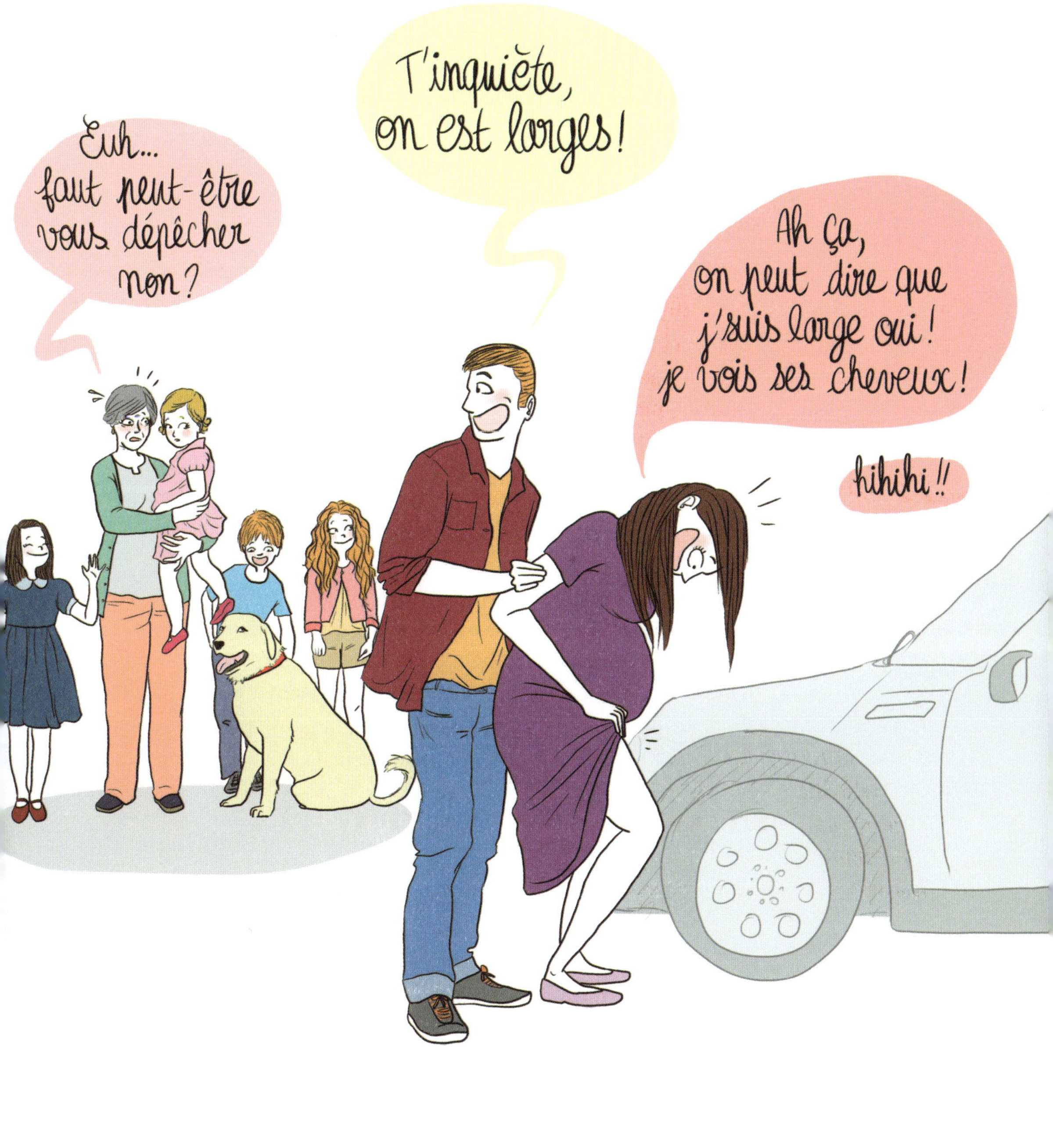
Euh... faut peut-être vous dépêcher non ?
T'inquiète, on est larges !
Ah ça, on peut dire que j'suis large oui ! je vois ses cheveux !
hihihi !!

— CE QUE LE FUTUR PAPA —
ne doit absolument pas dire le jour J

S'il y a bien un jour où votre femme a le droit de péter un plomb, c'est aujourd'hui. Parce qu'elle flippe comme jamais, qu'elle a mal dormi la veille, pas (assez) mangé pour tenir les 24 Heures du Mans, que bébé essaie depuis deux heures de faire de la corde à sauter avec ses intestins et que, pour couronner le tout, elle vient de perdre les eaux au supermarché où ils n'ont même plus de couches pour personnes incontinentes taille 44. Bref, c'est la poisse, et c'est le jour J.
Vous la retrouvez au supermarché, et ça fait floc floc quand vous l'aidez à s'installer dans la voiture, direction la maternité ! Si vous souhaitez ressortir de cette journée vivant, voici ce que vous devriez éviter de lui dire et les risques que vous encourez le cas échéant. Vous ne pourrez pas dire qu'on ne vous avait pas prévenu...

« Oh ! C'est la galère, faudrait passer mettre de l'essence pour pas tomber en panne, on va bientôt être en rade, au pire, tu accouches dans la voiture. » ***/Étouffement par airbag/***

« À ce prix-là, ils auraient quand même pu te filer un plateau-repas ! Ah oui, j'oubliais, pardon ! Mais ils pourraient penser aux papas qui crèvent la dalle, quand même ! » ***/Empoisonnement à la purée de pois cassé/***

« Heureusement que c'est le dernier jour, parce que franchement, maintenant je peux te le dire, tu es é-nor-me... » ***/Étouffement via le coussin d'allaitement/***

« T'es sûre de vouloir la péridurale ? Tu ne veux pas plutôt accoucher naturellement ? Tu sais, ma mère a accouché sans rien et elle dit que c'est pas si terrible... » ***/Risque d'injection létale (pour la mère et le fils)/***

Au téléphone avec un ami : « Attends, faut que je te raconte... L'infirmière de la salle de naissance d'à côté, elle a pas de culotte ! Je te jure ! » ***/Perforation des deux yeux par lancer de culotte/***

« Tu veux bien te retenir encore 3 minutes avant de pousser, la batterie de la caméra vient de lâcher... » ***/Strangulation avec le cordon du monitoring/***

« Je viens de balancer une photo de toi quand tu pousses sur Facebook et il y a déjà 43 likes. T'es vraiment une star, hein ?! » ***/Lancer de smartphone en pleine tête/***

Bref, messieurs,
vous l'avez compris...
Il y a des situations où il vaut mieux savoir se taire !

LE TRADUCTEUR *médical*

AU DÉBUT DE TRAVAIL

La sage-femme : Je vais vous examiner pour voir où vous en êtes, ça peut être inconfortable, détendez-vous !

Traduction : *Je vais mettre le quarantième doigt de la journée dans ton vagin, tu vas douiller, mais si tu as envie de crier, mords le drap !*

PENDANT LA PÉRIDURALE

Elle : Tu sais, on va peut-être attendre 10 heures comme ça...

Lui : Bon, je reviens dans 10 minutes, j'ai un truc à faire. Je suis joignable si t'as besoin.

Traduction :
Elle : *Tu sais, si ça se trouve, on va peut-être devoir attendre toute la nuit, tu voudrais pas me raconter un truc marrant pour me changer les idées ? En plus, j'ai faim !*

Lui : *Bon, bah, je pars m'acheter une pizza, je crève la dalle ! Mais si le bébé arrive plus vite que prévu, appelle-moi !*

CONTRACTIONS DE MAGNITUDE 13

Lui : C'est bien, chérie, continue comme ça, tu y es presque, c'est super, ce que tu fais, t'es une championne !

Traduction : *Je serais incapable de faire ce que tu fais et je dois t'avouer quelque chose, je suis bien content d'être un homme !*

DILATATION À 10

La sage-femme : Allez, on respire, on bloque, et poussez, encore, encore, encore, encore, c'est bien, encore, encore et... on relâche !

Traduction :
Encore une qui n'est pas allée à la préparation à l'accouchement, ça se voit !

LA NAISSANCE

La sage-femme : Monsieur, vous voulez voir la tête de bébé ?

Traduction : *Monsieur, vous voulez voir l'état de la foufoune de Madame ? C'est une méthode contraceptive qui a fait ses preuves ! Aucun homme, suite à cette vision d'horreur, n'a réussi à toucher sa femme depuis. Venez, ne soyez pas timide !*

LA DÉLIVRANCE

La sage-femme : Madame, vous voulez voir votre placenta ?

Traduction : *Regardez plutôt cet organe que vous venez d'expulser, flippant, n'est-ce pas ?*

— COMMENT OUBLIER LE GLAMOUR —
lors de l'accouchement

Le jour de l'accouchement est un jour particulier, unique dans une vie ! Si certains futurs parents rêvent et fantasment ce grand moment comme « le plus beau jour de leur vie », d'autres ne peuvent s'empêcher d'y voir également le côté gore et trash de l'événement. Il faut dire que ce jour-là, question dignité et pudeur, vous serez servie !

Déféquer sur la table de naissance, glamour !

OK, c'est vrai, ce n'est pas la situation la plus élégante qui soit, mais les gynécologues et les sages-femmes sont habitués à gérer. Rassurez-vous, vous n'êtes pas la seule à subir ce petit désagrément, puisque ce phénomène est très fréquent et touche environ 4 femmes sur 5 le jour de l'accouchement. Si, vraiment, ça vous angoisse, prenez un léger laxatif avant d'aller à la maternité, histoire de vider une partie de votre intestin. Il faut savoir qu'avec la péridurale, le sphincter anal (le muscle qui contrôle l'ouverture et la fermeture) est totalement relâché, ce qui peut entraîner un phénomène de défécation non contrôlé. De plus, la tête du bébé a tendance à pousser en arrière sur le rectum. Mais, encore une fois, rassurez-vous, le personnel médical est discret et ne vous le fera même pas remarquer. En revanche, inutile que votre homme soit de ce côté-là à ce moment-là !

La naissance orgasmique

Il s'agit d'un phénomène très peu connu en France et dont peu de femmes osent parler lorsqu'elles l'expérimentent. Pourtant, la science le confirme : si 99 % des femmes vivent l'accouchement dans la douleur, un petit pourcentage d'entre elles ont une véritable jouissance sexuelle au moment de la naissance.

« Miroir, miroir, dis-moi qui est la plus belle du royaume ? »

Pour que vous soyez aux premières loges (votre homme aussi, pas de jaloux), la sage-femme pourra vous proposer de voir votre accouchement en direct via un miroir parfois placé devant votre vagin. Ainsi, vous ne louperez aucun détail croustillant. Si la vue du sang vous indispose, demandez à l'enlever, c'est une véritable boucherie !

« Voulez-vous sortir votre bébé vous-même ? »

Certaines mamans racontent qu'elles ont eu l'occasion d'attraper directement leur bébé en poussant. Ce fut le plus beau moment de leur vie. Pas d'inquiétude, vous avez le droit de ne pas avoir envie de finir le boulot ! Après tout, vous en faites déjà assez depuis 9 mois, non ?

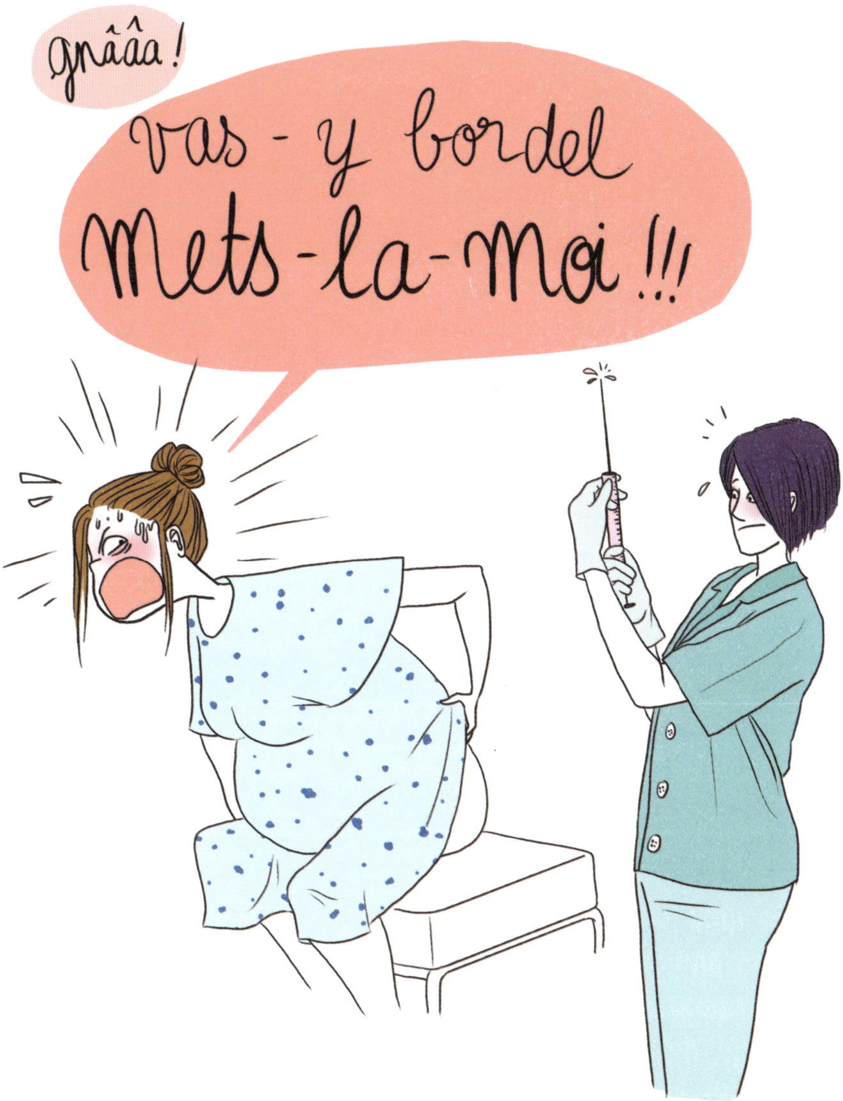

« Voulez-vous votre placenta pour le dîner ? »

Après la délivrance, la sage-femme inspecte le placenta qui a nourri bébé pendant 9 mois afin de vérifier qu'il est complet, car si ce n'est pas le cas, il y a un risque d'hémorragie. Elle vous demandera si vous souhaitez le voir ou le conserver. Dans certaines tribus, il se cuisine ou s'encadre. Chacun ses coutumes !

Le point du mari

Cette pratique rare post-accouchement, qui n'est rien d'autre qu'une violence médicale, consiste lors de la suture d'un périnée déchiré, ou d'une épisiotomie, à faire un dernier point supplémentaire. Objectif : resserrer l'entrée du vagin pour un plaisir accentué du mari pendant l'acte. Heureusement, cette pratique se raréfie.

POUR VOTRE ACCOUCHEMENT

notre restaurant vous propose 4 menus au choix

MENU NATURE

28,50 euros

Entrée
Terrine de contractions faite maison

Plat
Civet de cris de douleur de sa race

MENU EXPRESS

5 euros

Plat
Club sandwich

Épisio en supplément
5 euros

MENU CÉSA

40,50 euros

Plat
Salade de points de suture
à la sauce César

Dessert
Cicatrice au chocolat —
coulis de framboise

MENU L'ÉTERNEL

69 euros

Entrée
Ballon et carpaccio de gémissements

Plat
Gigot de couloirs arpentés
sauce patience

Dessert
Jurons d'abricot-kiwi au piment fort

Café col serré

Kit de survie

à offrir au jeune papa

Entourez en vert le nécessaire du kit de survie du jeune papa…
Attention, il y a des pièges !

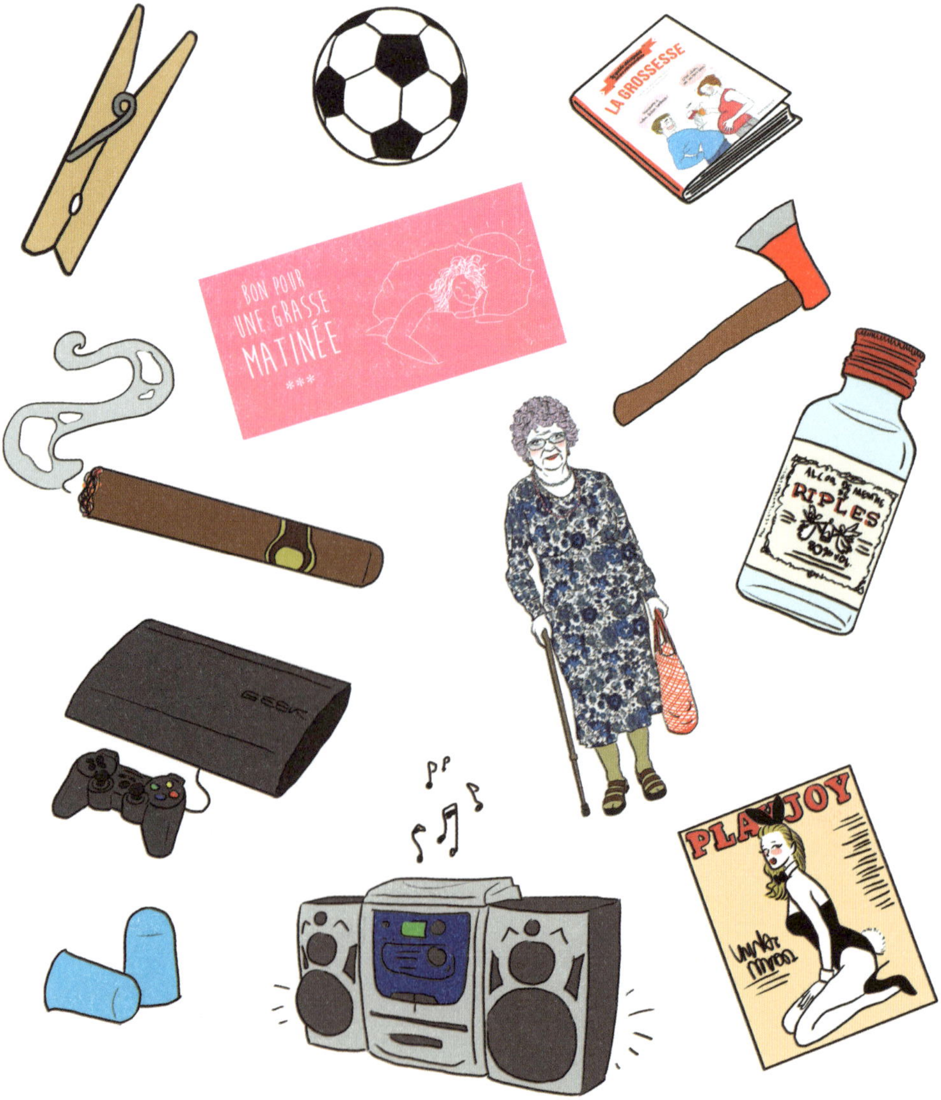

Réponses ! Le nécessaire : *la pince à linge, pour changer les couches sans s'asphyxier ; la fiole d'alcool de menthe de Riplès (80 % vol.), pour ne pas s'évanouir lors de l'accouchement ; le livre* Le guide décapant des parents imparfaits *; les boules Qui-c'est, pour arriver à dormir même si bébé ne fait pas ses nuits ; le bon pour la grasse matinée des parents(voir le tome 2).*
Les pièges : *(RIP) le ballon de foot (vous n'aurez plus le temps de jouer) ; le cigare (finito, la fumée dans la maison) ; la chaîne hifi (chut, bébé dort) ; le magazine* PlayJoy *; la hache (nous préférons ne pas savoir pourquoi elle se trouve dans le jeu !) ; la console de jeux vidéo (si ça peut vous consoler, vous pouvez la vendre) ; Tata Lucette (nooon, pas encore elle ?!).*

BON POUR

avoir le droit

de refuser de couper

le cordon*

* * *

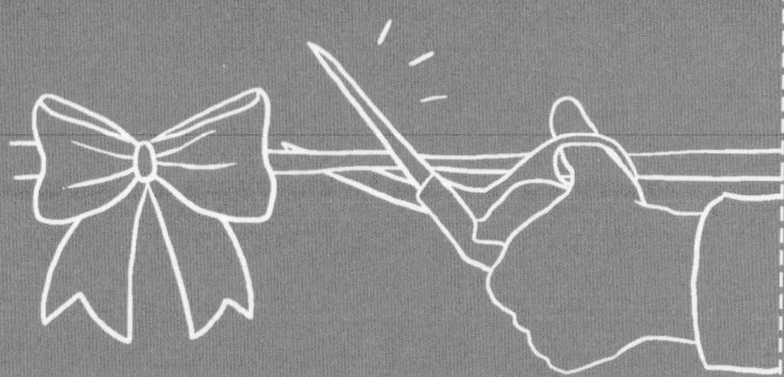

** Parce que c'est gore !!!!! Ce bon comprend le droit de ne pas culpabiliser également.*

MINISTÈRE DES PARENTS IMPARFAITS

DIPLÔME DU JEUNE PARENT

Vu le procès verbal de l'examen établi le .... 20... à ..h...,
qui atteste que les épreuves « Grossesse » et « Accouchement » ont été passées avec succès,

le diplôme du Jeune Parent est conféré à M............................ et Mme ....

Signature du titulaire

Ministère des Parents Imparfaits

Remerciements des auteurs

Camille Skrzynski

Un immense merci et toute ma reconnaissance à ceux qui m'ont encouragée à travers ce projet, mais surtout à ceux qui me subissent soutiennent malgré mes imperfections !

MERCI à ma coauteure préférée, Candice, de m'avoir un jour appelée sans me connaître, pour me proposer un projet énorme, et d'avoir toujours su me valoriser, me rassurer, me motiver, m'écouter et me donner de ta folle énergie. Maintenant que nous avons engendré une famille nombreuse ensemble, je peux dire que nous sommes liées à vie...

Merci à ma grande puce, ma muse, d'être à l'origine de mes illustrations sur la vie de mère, et d'être ce que tu es : une fille intelligente, belle et avec beaucoup d'humour !

Merci à mon petit garçon de contribuer à l'inspiration quotidienne de mes dessins. Vous êtes tous deux ma raison de vivre, le sens de mon existence, mes locomotives (relisez ça quand vous serez en pleine crise d'ado et que vous trouverez que votre mère n'est pas du tout swag, ça vous mettra moins le seum!)

Mille mercis à ma maman d'avoir toujours su et cru que dessiner n'était pas qu'un loisir ; d'avoir été ma fan n°1 jusqu'à la fin de ta vie.

Merci à Marabout et particulièrement Amélie à qui je décerne le trophée de la patience !

Un clin d'œil à Valérie, la graphiste, avec qui c'est toujours un plaisir de collaborer.

Toute ma reconnaissance à mes amis et proches qui ont de près ou de loin contribué à ce projet, qui démarre du (pas si) simple fait d'être parent.

Merci à Johnny Depp d'accepter enfin notre rupture car je suis désormais en couple avec Bradley Cooper !

Merci à tous mes lecteurs et fans qui m'encouragez chaque jour... vous pouvez continuer !!! XD

Candice Kornberg Anzel

À mes amis aussi imparfaits que merveilleux. Partager nos galères quotidiennes ont évidemment nourri ce livre.

À mes familles imparfaites qui font résonner les verres de vodka et les verres de boukha.

À mes parents imparfaits qui m'ont appris que le plus important est de savoir recevoir et donner de l'amour. Vos valeurs me suivent sur mon chemin et ne me quitteront jamais.

À mon frère Benjamin qui est loin, qui me manque si souvent et avec qui je partage une relation hors norme nourrie de jeux de mots bien pourris.

À mon homme, Damien, dont les imperfections s'emboîtent si bien avec les miennes. Continuons de faire ce que nous savons faire de mieux... s'aimer !

À Sacha et Adam, mes deux petits garçons si parfaitement imparfaits qui me font tellement rire, qui m'apportent tant de joie et me donnent envie d'être aussi forte que Hulk. Vous êtes ma plus grande fierté !

À Camille qui m'a fait confiance et s'est lancée avec moi dans cette folle aventure à crayons ouverts. Merci pour ces moments de partage et cette connexion exceptionnelle. Nos fous rires dans ce café de Montmartre restent gravés dans ma mémoire. Merci pour ce beau bébé que nous avons pondu ! On remet ça quand tu veux...

À Amélie pour sa patience, sa bienveillance, son enthousiasme communicatif et pour avoir eu le cran d'éditer des livres qui parlent de « layette » mais aussi de « levrette ».

À l'équipe de Marabout qui nous a reçues avec un accueil chaleureux et a rendu ce projet concret.

À vous, lecteurs imparfaits... Vos messages, vos « j'aime », vos encouragements réchauffent mon cœur chaque jour. Merci pour votre soutien sans faille sur ma page Family-Deal depuis 2011. C'est un bonheur d'aller bosser le matin avec le sourire.

La collection

Les PARENTS IMPARFAITS

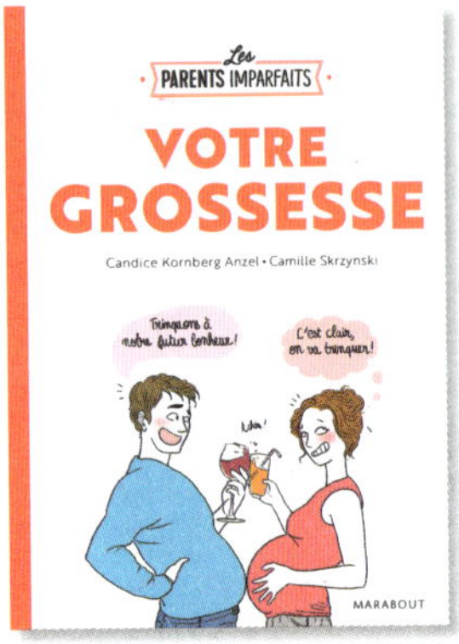

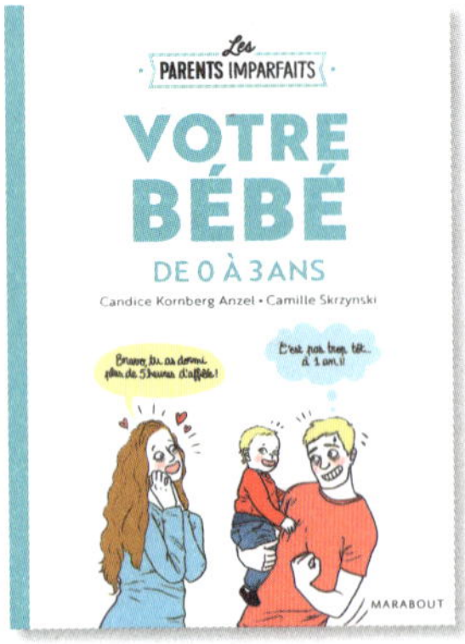

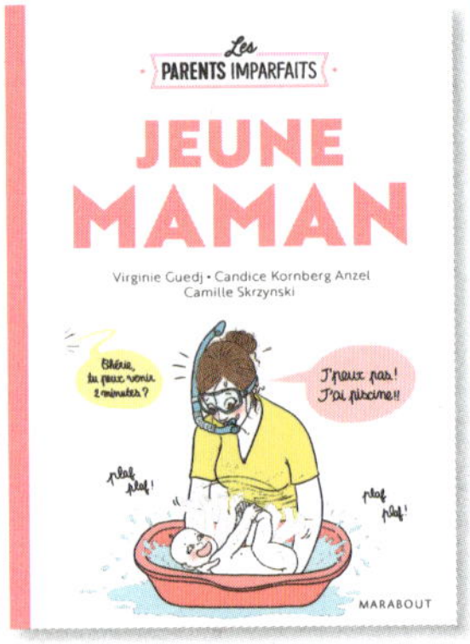

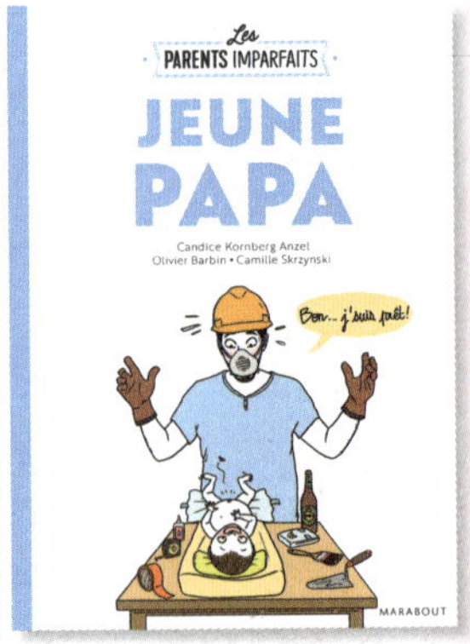

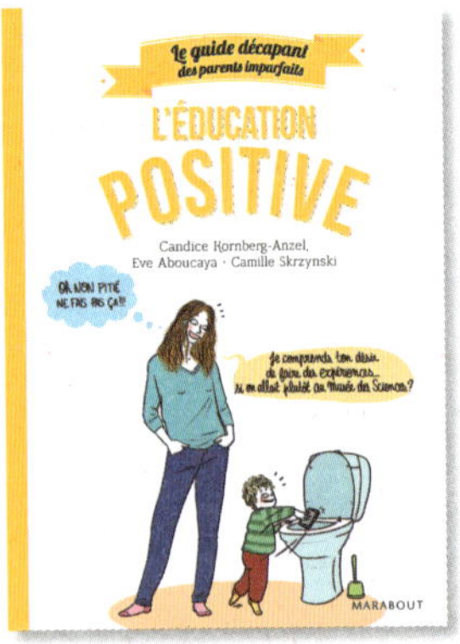

la version avec kit :
posters, stickers,
bons à découper…

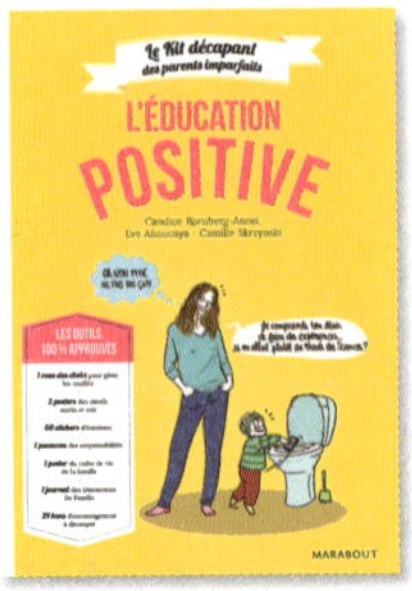

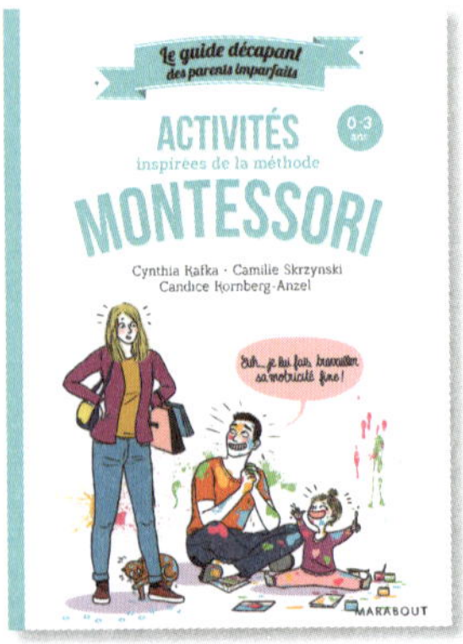

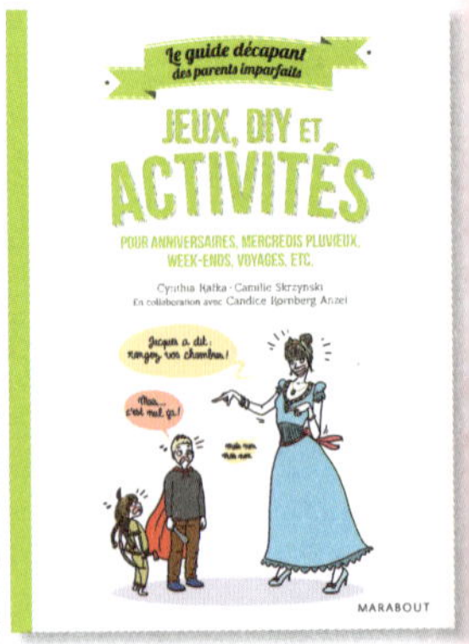

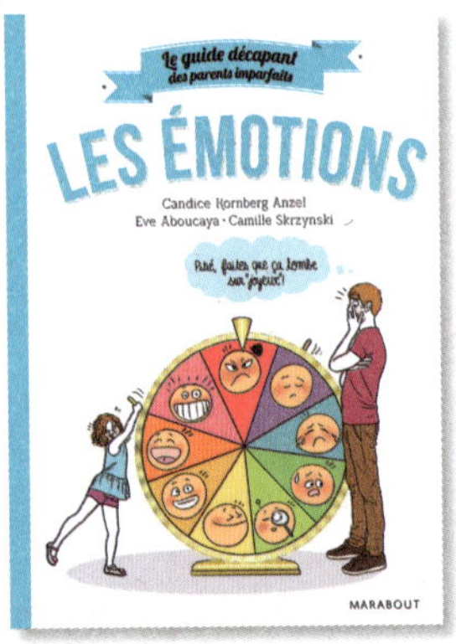

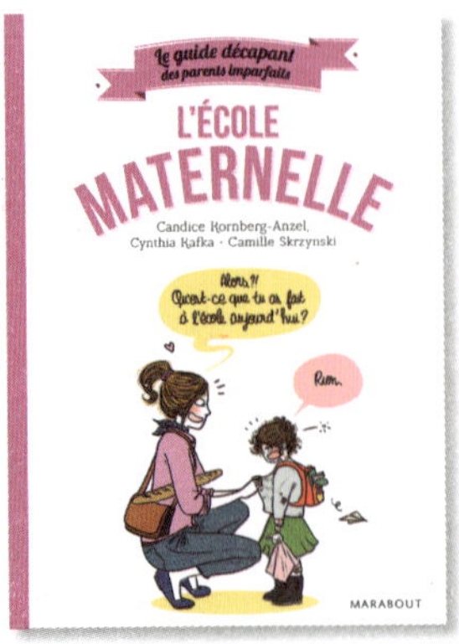

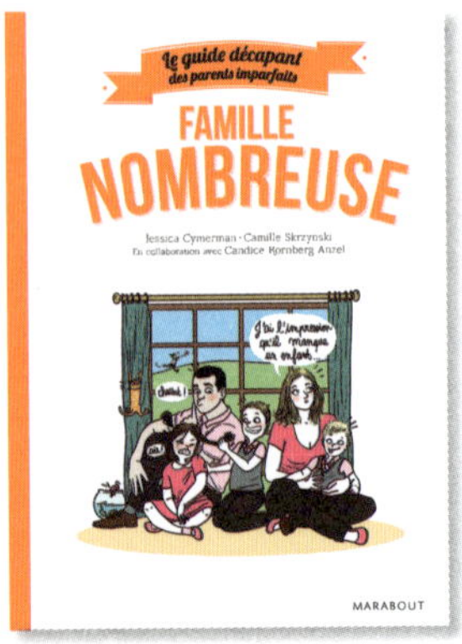

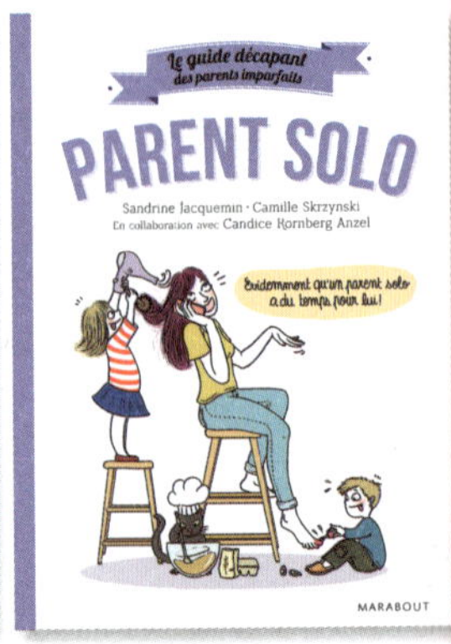

Mise en pages : Cipanga
Imprimé en Espagne par Macrolibros
pour le compte des éditions Hachette Livre (Marabout)
58, rue Jean Bleuzen - 92170 Vanves
Achevé d'imprimer en novembre 2019
Dépôt légal : janvier 2020
ISBN : 978-2-501-14828-3
2789389